ÉTUDE

SUR LA

DESCENTE DANS LES BASSINS NORMAUX

ÉTUDE

SUR LA

DESCENTE DANS LES BASSINS NORMAUX

PAR

LE DOCTEUR A. SABATIER

Ancien interne des Hôpitaux et de la Maternité de Lyon, deux fois
Lauréat de l'École de Médecine, ancien préparateur de
zoologie médicale et d'anatomie comparée.

LYON

IMPRIMERIE TYPOGRAPHIQUE H. ALBERT

6, quai de la Guillotière, 6

1880

INTRODUCTION

Pendant notre semestre d'internat à la Maternité de la
Charité de Lyon, un fait nous étonnait, la fréquence relative
de prolongations ou même d'arrêts du travail sur des bassins
normaux en apparence et où tout faisait présager un accouchement régulier. M. Fochier, chirurgien en chef de la
Maternité, insistait longuement auprès de nous sur l'importance méconnue de la descente dans les bassins normaux,
sur l'influence défavorable des flexions exagérées ou des
déflexions, sur les absences de rotations, etc. Nous recher-
châmes alors dans la littérature obstétricale l'étude de la
descente de la présentation en cas de pelvis réguliers et
d'après les divers auteurs. Mais nous eûmes bien vite constaté

à ce sujet la divergence des opinions et même chez beaucoup d'auteurs l'absence d'une description de la descente. Aussi, avons-nous été séduit par le désir d'en faire l'objet de notre thèse inaugurale.

Nous ne nous sommes point dissimulé la longueur du travail et ses difficultés ; mais nous regrettons de n'avoir pu donner à la partie expérimentale tout le développement nécessaire. Des expériences où il faut le même jour, à la même heure, trouver dans le même local un cadavre de femme à bassin normal, un fœtus à dimensions céphaliques régulières, et des aides multiples sont, on le devine, entourées d'entraves nombreuses. Ce sont à ces considérations d'ordre purement matériel qu'à notre grand regret nous avons sacrifié nos essais de recherches expérimentales sur la descente. Quoiqu'il en soit, et tel qu'il est, nous serons heureux, si notre travail peut intéresser l'accoucheur praticien et mettre en lumière, par rapport à l'engagement dans un bassin normal, l'importance de la descente.

Le plan que nous avons adopté se résume en quatre chapitres. Le premier expose une nouvelle division du travail d'après M. le docteur Fochier, comparativement aux divisions classiques, et nous montre ce qu'il faut entendre par les mots engagement, descente, dégagement, etc Le second contient la revue historique et critique de l'axe total pelvien. Dans le troisième, nous étudions la descente, telle que nous la comprenons dans son mécanisme, dans ses détails et telle que l'ont décrite diverses théories contemporaines ; enfin, dans le quatrième sont renfermées les déductions pratiques. .

Avant d'aborder notre sujet, nous prions M. le docteur Fochier, chirurgien en chef de la Maternité, de recevoir sous ses auspices un travail qu'il a inspiré. Notre respectueuse reconnaissance lui est acquise pour ses conseils journaliers, pour sa bienveillance constante. Nous remercions également M. le professeur Bouchacourt, auprès de qui nous avons plus d'une fois puisé d'utiles renseignements.

Mon excellent ami, M. le docteur Magnanon, m'a constamment aidé dans mes recherches d'amphithéâtre. Je le prie d'agréer mes remerciements publics comme l'expression sincère de notre vieille amitié.

ÉTUDE

SUR LA

DESCENTE DANS LES BASSINS NORMAUX

CHAPITRE PREMIER

Nouvelle division du travail. Comparaison avec les divisions anciennes.

Au commencement du travail, la présentation fœtale enveloppée du segment inférieur utérin, se trouve d'ordinaire chez les primipares en haut de l'excavation pelvienne, chez les multipares au-dessus du détroit supérieur. Pour être expulsé hors du canal pelvi-périnéal, le fœtus doit donc subir un mouvement de translation, de progression à travers le tunnel osseux et musculaire du bassin. Cette marche en avant, sous l'influence des puissances expultrices, nous la considérons, abstraction faite des mouvements rotatoires autour de divers axes, et nous l'appelons *progression*. Elle se produit suivant une ligne, droite ou courbe, régulière ou irrégulière, peu nous importe pour le moment, mais dont le sens nous sera exactement indiqué par le trajet même du centre de figure de la présentation ; nous nommons la ligne ainsi décrite par le centre de figure idéal, ligne de progression ; c'est l'analogue de l'axe pratique des auteurs.

Mais, tandis que la présentation descend du détroit supérieur à la vulve, le long de cette ligne de progression, elle s'adapte mécaniquement aux diverses résistances échelonnées sur sa route. Il en résulte des rotations autour de différents axes céphaliques. Ce sont là des mouvements secondaires, tout à fait accessoires, et simplement concomitants du grand mouvement général, du trajet beaucoup plus important suivi par le centre de figure, je veux dire du mouvement de progression. Nous les plaçons donc à part dans l'étude du mécanisme du travail et nous les rangeons sous un titre commun, celui de *rotations* autour de divers axes. Nous dégageons ainsi des mouvements particuliers, des rotations en tel ou tel sens, la marche en avant de la tête représentée par la ligne que décrit son centre de figure.

Depuis longtemps déjà on a l'habitude de diviser les phénomènes mécaniques du travail en plusieurs temps successifs variables d'après les auteurs. Les uns les caractérisent par les diverses rotations : c'est ainsi que Velpeau (1) reconnait dans l'accouchement naturel quatre temps : flexion, rotation, extension, restitution ; d'autres, et ce sont les plus

---

(1) Nous avertissons le lecteur qu'au point de vue des auteurs cités, nous indiquerons seulement d'une façon précise dans le cours du sujet les travaux originaux, considérant ordinairement comme connu ce qui concerne les traités didactiques d'obstétrique.

nombreux, fondent leur division à la fois sur les mouvements de rotation et sur ceux relatifs à la marche du fœtus en avant ; ainsi Chailly accepte cinq temps : flexion, *engagement*, rotation, extension, restitution et rotation extérieure; Cazeaux, cinq également : flexion, *descente*, rotation, extension, rotation extérieure.

Si nous nous en tenons aux auteurs modernes, nous voyons Hyernaux accepter la division de Cazeaux, Barnes décrire cinq temps ainsi composés : flexion, *descente* ou *progression*, rotation, déflexion, restitution : Playfair, six : flexion, premier mouvement de *descente*, mouvement d'accomodation, rotation, second mouvement de *descente* et extension, rotation externe, etc. Cette division des phénomènes mécaniques du travail fondée sur les divers mouvements rotatoires de la présentation est aujourd'hui classique, et elle est en effet excellente, en ce qu'elle permet de suivre pas à pas le travail. Alors que la science obstétricale, se fondant peu à peu, posait ses jalons, on comprend toute l'importance de cette méthode analytique qui, décomposant le travail, empêchait de rien oublier : aujourd'hui, peut-être est-il permis d'accepter une division plus logique. Les classifications anciennes ont le tort de laisser dans l'ombre la progression, ou si elles s'en occupent, de le faire en termes vagues, brefs et surtout de confondre dans la même étude le mouvement général et les rotations diverses. Aussi quelques auteurs paraissent avoir compris le vice fondamental de ces divisions peu précises, et nous voyons F.-C. Nœgelé, Jacquemier, Burns, Schrœder, etc., décrire le travail sans aucune division didactique.

L.-J. Hubert reconnait très-bien l'existence de notre mouvement de progression qu'il nomme *translation*. Il en saisit toute l'importance et le distingue avec soin des *rotations* ;

et cependant il mêle ces deux espèces de mouvements dans sa division du mécanisme du travail : flexion, premier mouvement *de descente*, rotation intérieure, redressement de la tête, extension de la tête, rotation extérieure ou restitution, et entre le 4e et le 5e temps, il place ce qu'il nomme le complément du mouvement *de descente*.

Ces quelques citations d'auteurs montrent suffisamment combien sont peu précises les divisions actuelles, ou plutôt combien l'apparente précision des termes cache un désordre réel. Celle que nous proposons répond, croyons-nous, à tous les desiderata. Le mécanisme du travail doit être divisé en *A. progression* et *B. rotations* : d'où deux chapitres : la progression, ou étude de la direction de l'axe pratique, du trajet suivi pendant l'expulsion du fœtus par le centre de figure de la présentation, suivant telle ou telle ligne pelvienne, droite ou courbe, et les rotations, ou étude des mouvements particuliers des plans de la présentation, autour de divers axes céphaliques. Je laisse de côté les rotations, et c'est l'étude seule de la progression que je me propose ; mais ainsi diminué le travail logique représente encore un champ bien vaste et il m'est nécessaire de limiter mon sujet davantage.

Qu'est-ce que la progression ? Nous l'avons dit, la marche du centre de figure, abstraction faite des mouvements particuliers de la présentation. Ce mot progression, qui vient naturellement à l'esprit, peint bien le grand mouvement général du fœtus en avant, et nous le préférons sans conteste au terme similaire de translation, créé par L. J. Hubert. Il a du reste pour lui une autorité ancienne et respectable ; car nous le trouvons déjà très-nettement employé dans les œuvres de G. de la Motte. La progression se divise en trois périodes : engagement, descente, dégagement. C'est de la

phase intermédiaire que je veux seulement m'occuper ; c'est
la descente proprement dite qui est le but de mes recherches. Mais il me faut d'abord bien déterminer le sens strict
de ces trois mots : engagement, descente, dégagement, et
voir qu'elle est, d'après les divers auteurs, leur synonymie,
quels termes leur correspondent.

Le passage de la présentation à travers le cercle osseux
de la marge du bassin constitue l'engagement. La descente
est la marche en bas du fœtus dans l'excavation jusque sur
le plancher coccypérinéal. A partir de là, tout concourt au
3e temps, le dégagement, marqué par la présence du fœtus
au niveau de l'orifice vulvaire.

Les termes ainsi définis, quels sont leurs analogues
dans les divisions classiques ? D'une façon générale, ce que
nous nommons engagement répond au temps bien connu de
flexion du début, presque admis par tous les auteurs. La
flexion de la tête autour de son axe transverse est en effet
pour la plupart la caractéristique du premier temps. Mais ce
terme de flexion est trop limité ; n'ayant trait qu'à la seule
rotation autour de l'axe transverse, il semble ainsi nier les
rotations concomitantes autour d'autres axes. On peut lui
reprocher aussi de ne s'adresser qu'au fœtus : le mot engagement au contraire rappelle l'obstacle à franchir, et fait
songer à la fois au fœtus et à la mère. Du reste, on ne préjuge ainsi rien sur l'existence réelle ou fausse de la flexion
céphalique initiale. En effet quelques auteurs la nient : J.-B.
Fabbri (de Bologne) pense qu'on s'en est tenu à des appa-
rences trompeuses, que si la fontanelle antérieure est inac-
cessible après la descente, ce n'est pas qu'elle ait remonté,
mais bien que le doigt n'y peut parvenir à cause de la surface du crâne obstruant le passage. Il ajoute qu'après sa
rotation sur le plancher la fontanelle antérieure est placée

au-dessus du corps du coccyx ; alors seulement se produit la flexion céphalique. Quoiqu'il en soit, le terme engagement est préférable au mot flexion, puisqu'il est plus général, représentant bien le sens exact du mouvement, sans s'arrêter aux détails des rotations si débattues, et conservant en outre sa valeur pour une présentation quelconque, du sommet, faciale ou pelvienne.

Dans la division de Chailly, le premier temps est la flexion, le deuxième l'engagement. Qui ne voit que la flexion fait partie de l'engagement ! que le premier temps de Chailly doit rentrer tout entier dans le second, dont il n'est qu'un mouvement spécialisé dans le grand mouvement général de la présentation ! Joulin décrit cinq temps au travail : flexion, *engagement* ou *progression* pendant lequel la tête pénètre dans l'excavation jusqu'au plancher périnéal, rotation interne, extension ou déflexion, rotation externe. Il confond donc dans une même étude, il place sur une même ligne parallèle les rotations et la grande marche du fœtus en avant, à tel point que son deuxième temps est à la fois formé de l'engagement et de la descente. Le vice de ces classifications est ici manifeste. On retrouve cette même faute dans Moreau : « Ainsi, dit-il, la tête éprouve quatre mouvements successifs : le premier de flexion et descente ou d'abaissement tout à la fois, qui dure jusqu'à ce qu'elle soit parvenue dans l'excavation ; le second de rotation de gauche à droite qui s'accomplit dans l'intérieur du canal pelvien ; le troisième d'extension qui a lieu au-dessous de la symphyse pubienne ; enfin le quatrième de restitution qui lui fait reprendre sa direction première... ». On voit qu'il réunit l'engagement et la descente. De même pour Dugès, dans le premier temps la tête se fléchit et s'enfonce dans l'excavation du bassin, jusqu'à ce qu'elle soit arrêtée par la paroi postérieure.

En somme, notre premier temps de la progression, l'engagement, répond au premier temps de tous les auteurs; mais les uns l'élargissent considérablement, y faisant comme Moreau, etc., rentrer la descente; d'autres au contraire le limitent bien, mais ont le tort de le désigner par le mot restreint de flexion; Cazeaux, Hyernaux, Barnes, Playfair, etc. Chailly pèche en le divisant trop, puisqu'il fait de la flexion un temps séparé de l'engagement. Quant à F.-C. Nægelé, Schrœder et quelques autres, nous avons vu que plus prudents, ils décrivent le travail sans division, ainsi que le faisaient les anciens auteurs. Levret, Smellie, Solayrès, Baudelocque, etc.

La descente, second temps de la progression, s'étend, avons-nous dit plus haut, du passage de la présentation à travers la marge du bassin à son arrivée sur le plancher périnéal. Dès qu'apparaît au cercle vulvaire la moindre portion fœtale, le dégagement commence. La tête a descendu derrière la symphyse pubienne; la rotation qui amène la fontanelle postérieure près de ou sur la ligne médiane s'est effectuée peu à peu et cette dernière se trouve alors normalement un peu au-dessous de la symphyse. A ce moment, la présentation se porte en avant et le dégagement se produit. Nous reviendrons plus tard sur les faits caractérisant la descente; voyons seulement actuellement ce qui la représente dans les anciennes divisions. Nous savons déjà que Moreau, Dugès, etc., la faisaient avec la flexion ou engagement rentrer dans leur premier temps du travail. Quant à ceux qui, de notre premier temps d'engagement, font leur premier temps de flexion céphalique, Dubois (1),

---

(1) Dubois. — Journal des connaissances médico-chirurgicales. — (1833-31-25.)

Cazeaux, Hyernaux, Barnes considèrent la descente comme le deuxième temps ; Chailly ayant mis dans un premier temps la flexion, réunit dans le second, sous le nom d'engagement, la descente et l'engagement : J. Hubert et Playfair la scindent en deux mouvements de descente dont le second a lieu sur la gouttière périnéale après la rotation intérieure.

Nous croyons avoir suffisamment expliqué ce que nous entendons par le mot descente, quelle partie du travail il représente ; mais nous désirons insister sur quelques détails. Il faut d'abord bien observer que la descente embrasse le temps classique de rotation intérieure. Régulièrement le dégagement ne peut avoir lieu qu'après la rotation de la présentation sur son axe vertical, la tête se portant seulement alors en avant. Nous observerons encore combien ce mouvement de rotation intérieure a été et est encore mal compris. Les divisions didactiques anciennes ont le tort de lui assigner un moment précis, bien déterminé dans la succession des divers phénomènes tociques, et jamais un élève ne songera que la rotation intérieure peut commencer dès le début même de la descente, à la partie supérieure du pelvis. Il croit, d'après la division des maîtres, que la rotation sur l'axe vertical a lieu toujours au niveau du plancher du bassin. Or, c'est là un fait inexact et la rotation intérieure se produit déjà pendant la descente. Je rappellerai à ce sujet les paroles si expressives de Capuron. Parlant de l'union des mouvements de descente et de rotation verticale, il s'exprime ainsi : « Par conséquent la tête a dû exécuter aussi un mouvement de rotation ou de pivot, qui équivaut à un sixième ou à un huitième de circonférence. Mais ce second mouvement n'est point isolé ou indépendant du premier, puisqu'ils s'opèrent simultanément l'un et l'autre et qu'ils s'opèrent ensemble ; d'où résulte un mouvement mixte ou composé par lequel la tête descend du détroit supérieur dans l'excavation du bassin, semblable à une vis qui tourne dans son écrou, ou à une vrille qui pénètre dans un morceau de bois. » Rappelons encore une opinion de Kilian, admise par Scanzoni. Kilian pense que la forme du bassin et la grosseur du fœtus ont une influence extrême sur le niveau plus ou moins élevé de l'excavation où s'opérera la rotation de l'occiput en avant. Il croit que dans le bassin transversalement elliptique la tête subit la rotation verticale à la partie supérieure du pelvis, surtout si elle a des dimensions peu exagérées. Ces considérations rapides sur l'instant assigné à la rotation verticale nous sont, comme pour la rotation autour de l'axe transverse ou flexion céphalique, un argument de plus en faveur de notre division du travail.

La mauvaise application des termes, la variabilité des classifications se retrouvent dans le dégagement, troisième temps de notre progression. Le mot dégagement traduit bien l'effort nécessaire au fœtus pour franchir le détroit des parties molles. Il est préférable aux termes d'extension, déflexion, restitution, détorsion du col, rotation extérieure, qui visent seulement les mouvements particuliers, isolés de la tête, laissant de côté le grand mouvement général et qui interprètent le mécanisme plutôt qu'ils ne sont l'exacte représentation des faits.

Nous croyons inutile de nous arrêter plus longtemps sur ce sujet : les défauts des divisions anciennes, les raisons qui nous en ont fait exposer une nouvelle sont suffisamment démontrés. Nous avons cru du reste convenable de réunir en un tableau les divisions du travail des principaux auteurs. Un simple coup d'œil en fera bien saisir les désavantages.

TABLEAU DES PRINCIPALES DIVISIONS DU TRAVAIL

	1er temps	2me temps	3me temps	4me temps	5me temps	6me temps
Velpeau . . .	flexion	rotation	extension	restitution		
Dugès	flexion et descente	rotation de l'occiput	extension et restitution	rotation des épaules		
Moreau . . .	flexion, descente ou abaissement	rotation de gauche à droite	extension	restitution		
Dubois	flexion ou amoindrissement	descente	rotation	extension	rotation extérieure	
Tarnier . . .	»	»	»	»	»	expulsion du tronc
Chailly . . .	flexion	engagement	rotation	extension	restitution et rot. extérieure	
Cazeaux . . .	»	descente	»	»	rotation extérieure	
Hyernaux . .	»	»	»	»	»	
Joulin	»	engagement ou progression	rotation interne	extension ou déflexion	rotation externe	
J. Hubert . .	»	1er mouvement de descente	rotation intérieure	redressement de la tête	(1) extension	rot. extérieure ou restitution
H.-F. Nœgele et Grenser	»	engagement et descente	rotation intérieure	extension ou déflexion	rot. extérieure ou restitution	expulsion du tronc
Barnes. . . .	»	descente ou progression	rotation	déflexion	restitution	
Playfair. . .	»	1er mouvement de descente	mouvement d'accommodation	rotation	2me mouvement descente, extens.	rotation externe

(1) Entre le 4me et le 5me temps J. Hubert place ce qu'il nomme le complément du mouvement de descente

Sans division du travail : Gardien, Capuron, Mme Boivin, Maygrier, Jacquemier, Burns, Nœgelé l'ancien, Scanzoni, Schrœder, etc., etc.

Si l'on examine attentivement ce tableau, il nous semble impossible de ne pas être frappé par la variabilité et le désordre de ces divisions comparés à l'exactitude et à la logique de celle que nous avons proposée.

Il y a dans le mécanisme du travail un grand mouvement général, la *progression,* fait premier, fondamental, laissé de côté par la plupart des auteurs, et des mouvements particuliers, spécialisés de la présentation autour de divers axes, les *rotations.* Le grand mouvement général de progression se résume en l'étude du trajet suivi par le centre de figure de la présentation ; les rotations comprennent l'étude de la direction des plans céphaliques.

La progression se divise naturellement en trois temps engagement, descente, dégagement ; c'est sur le deuxième que roulera mon travail, bien qu'entraîné en plusieurs points à m'occuper indirectement du premier et du troisième.

CHAPITRE II

De l'axe pelvien. — Revue historique
et critique

Si nous proposons du travail une division nouvelle, ce
n'est pas seulement pour l'avantage estimable, il est vrai,
mais théorique, de donner une classification plus logique et
plus précise, mais bien, parce que dans ses applications
pratiques elle nous conduit naturellement à l'examen de
l'une des questions obstétricales qui, depuis Deventer et
Levret, aient le plus préoccupé les accoucheurs ; je veux
dire, à l'étude de l'axe du bassin, de la ligne suivie par la
présentation pendant la descente.

C'est qu'en effet aux trois termes engagement, descente,
dégagement, correspondent trois axes dans la progression ;
il y a un axe d'engagement, un axe de la descente, un axe
du dégagement. Déjà sur le bassin décharné l'anatomiste
décrit trois axes du bassin (détr. sup., excavat., dét. inf.) ;
sur la femme vivante il en est de même et tout corps d'adap-
tation régulière traversant un pelvis normal ou vicié le fera
suivant trois axes, celui de l'entrée, celui du trajet ou pas

sage, celui de la sortie. On comprend toute l'importance d'une connaissance exacte de ces axes au point de vue des manœuvres manuelles ou instrumentales sur la parturiente, principalement de l'axe de la cavité même. Et spécialement en ce qui concerne ce dernier nous observerons dès à présent qu'il a avec la descente une liaison si intime, que pratiquement l'on ne saurait scinder leur étude. Le centre de figure de la tête en marche à travers le bassin trace une ligne qui est l'axe pratique, ligne commandée par le sens même de la descente, pouvant varier suivant la position diverse de la présentation, mais toujours déterminée par la progression du centre de figure. Aussi, pouvons-nous considérer comme synonymes les termes axe pratique et descente, et si dans le titre de notre thèse nous avons choisi préférablement le mot descente, c'est qu'il est plus général. Dans un même bassin, en effet, la descente suivant la position et l'inclinaison de la tête est variable; le centre de figure de l'ovoïde céphalique occupe des points différents et trace dans sa progression des lignes diverses en rapport avec le sens de la descente. Par conséquent, l'axe pratique du bassin est multiple et l'on devrait dire : des axes pratiques. Le mot descente au contraire ne préjuge rien, et il est général, puisqu'il embrasse la pluralité des axes. Telles sont les raisons qui nous l'ont fait choisir. Je ne m'étendrai pas plus longtemps sur ce sujet; j'y reviendrai du reste dans la discussion critique de l'historique de l'axe pelvien.

Historique de l'axe du bassin. — Le dernier travail important paru en France sur les axes du bassin date de 1840. Il est contenu dans les notes ajoutées par Danyau (1) à sa

---

(1) DANYAU. — Des principaux vices de conformation du bassin

traduction du mémoire de F. C. Nœgelé sur le bassin diagonalement rétréci. C'est un travail critique consciencieux que je prendrai pour point de départ ; mais je crois intéressant de le résumer auparavant, en ajoutant les noms d'auteurs et corrigeant les inexactitudes échappés à Danyau. Du reste je ne m'occuperai pas des axes des détroits et de l'inclinaison pelvienne ; je m'attacherai surtout à l'étude de l'axe total envisagé au point de vue pratique de la descente·

Portal, Peu. Amand ne parlent encore aucunement du bassin. Deventer (1701) le premier, puis La Motte (1721) déterminèrent à grands traits sa forme et ses dimensions. Mais, au point de vue spécial des axes, de La Motte reste muet, alors que Deventer sans le nommer, il est vrai, avait déjà bien indiqué la direction de l'axe du détroit supérieur.

J. J. Müller et Rœderer sont les premiers qui aient donné le nom d'axe à une ligne directrice du bassin. Depuis lors, ce mot axe, si simple et si naturel, s'est conservé jusqu'à nos jours malgré les attaques dont il a été l'objet et dont nous reparlerons plus loin. Cet axe du bassin a été considéré sous deux formes principales. Les uns l'ont cru droit ; d'autres l'ont décrit courbe. Pour les anciens auteurs Deventer, Müller (1743), Rœderer (1751), c'est une ligne verticale ; mais tandis que le premier sait qu'elle s'incline en avant sur l'ombilic, Müller commet la faute étrange de la croire tout à la fois partant de l'ombilic et perpendiculaire à l'horizon. Quant à Rœderer, il prenait pour axe du bassin l'axe anatomique du détroit inférieur.

Smellie (1754), dont Danyau ne parle point, considérait ainsi que Deventer, l'axe du détroit supérieur prolongé dans

et spécialement du rétrécissement oblique (1840). — (Traduction du mémoire de F. C. Nœgelé, sur le bassin diagonalement rétréci.)

la cavité pelvienne comme l'axe du bassin : « Lorsqu'une femme, dit-il. est penchée en arrière, ou qu'elle est à moitié assise et moitié couchée, les bords du bassin se trouvent dans une situation horizontale ; en ce cas si l'on imagine une ligne droite, et qu'on la suppose descendre perpendiculairement de l'ombilic, cette ligne doit traverser *le milieu de la cavité du bassin*, mais lorsque cette même femme approche du terme de la grossesse, pour faire passer cette ligne dans le même point du bassin, il faudrait la supposer partir de l'espace moyenne ou plutôt du milieu de l'espace qui se trouve entre l'ombilic et le scrobiculum cordis ou creux du cœur ».

En France, Levret (1753), à la même époque, imaginait que le bassin *étant incurvé en avant* ne pouvait avoir une ligne droite pour axe. A l'aide de trois axes élevés sur trois lignes imaginaires il arrive, par une construction assez embrouillée, à tracer suivant une courbe parabolique la direction du bassin. En 1759, Camper, transformait cette parabole en un arc de cercle. Stein l'aîné (1770), Bang (1774), Saxtorph (1776), acceptent l'arc de cercle pour axe du bassin.

Deleurye (1777), oublié dans le travail de Danyau, donne du bassin une étude assez bonne sans toutefois parler nulle part du mot axe ; mais il dit page 45 de son traité d'accouchements : « La véritable situation du bassin est oblique de devant en arrière. Cette situation nous apprend que la tête de l'enfant, pour sortir, doit décrire une ligne de devant en arrière ; et ensuite, une autre de derrière en devant ». Cette phrase peut se traduire ainsi : le fœtus descend suivant une ligne oblique en arrière, puis se porte alors directement en avant. Tout le travail se produit donc suivant deux lignes droites. Or, c'est là la théorie moderne de l'abbri sur le mécanisme de l'accouchement; il est curieux d'en retrouver le germe à une époque aussi lointaine.

Baudelocque (1781) parle de l'axe des détroits, mais non de celui du bassin, ligne difficile à déterminer, dit-il, et qui d'ailleurs ne serait pas la même dans chaque sujet, ni dans toutes les attitudes du corps.

Carus (1820), Choulant (1820), considèrent de nouveau l'axe du bassin comme représenté par un arc de cercle. J'ai voulu savoir ce que Mme Lachapelle (1821) pensait de l'axe pelvien et j'ai feuilleté son recueil d'observations. Je n'y ai trouvé que ceci, tome 2, page 69 : « Dans toute position de l'extrémité pelvienne, où l'on veut aider la nature, il faut bien se rappeler le mécanisme de l'expulsion naturelle pour le suivre ou l'imiter dans tous ses mouvements ; il faut ne jamais perdre de vue la direction croisée des axes du détroit abdominal et du détroit périnéal, la direction moyenne de l'axe moyen de l'excavation..... ». Cette direction moyenne doit évidemment être une courbe.

F.-B. Osiander, dans divers ouvrages s'étendant de 1802 à 1818, décrit pour axe de l'excavation la prolongation de l'axe du détroit supérieur ; mais il faut savoir qu'il limite l'excavation entre le plan du détroit supérieur et un plan allant du bord inférieur symphysaire à l'union des 3e et 4e vertèbres sacrées. Entre ces deux plans existe pour lui un cylindre régulier. Tout ce qui est au-dessous n'est osseux qu'en arrière et sur les côtés et l'axe de cette portion inférieure est celui du vagin. Danyau reproche à Osiander d'avoir fait la paroi postérieure de son cylindre pelvien trop longue ; il voudrait le plan inférieur parallèle à celui du détroit. Nous objecterons que l'axe d'un cylindre est invariable, quelle que soit l'inclinaison réciproque des coupes de section, leur parallélisme n'étant nullement nécessaire. D'autre part, et cette fois avec raison, Danyau remarque que les deux premières vertèbres sacrées ne sont pas concaves mais presque planes, et que cette disposition ne saurait s'allier avec l'idée d'une cavité cylindrique.

« Ce que Gardien (1824) a écrit dans son style prolixe, dit Danyau, ne diffère pas essentiellement de ce qu'avait dit Baudelocque... ». Je ne sais comment Danyau, d'ordinaire si exact, fait erreur à ce point ; mais, l'enseignement de Gardien diffère beaucoup au contraire de celui de Baudelocque. Nous avons vu plus haut que pour l'élève de Solayrès la ligne représentant l'axe du bassin ne pouvait être la même dans toutes les attitudes du corps. Gardien dit expressément : « L'axe du bassin ne varie point suivant l'attitude du corps, comme le disent tous les accoucheurs : ce sont les axes des détroits qui varient, suivant que l'inclinaison du bassin est plus ou moins considérable.. » Il ajoute que Deventer, Smellie, Levret ont décrit pour axe du bassin celui du détroit supérieur. Il se trompe en ce qui concerne Levret, lequel, à l'aide de trois axes rectilignes, a construit une ligne courbe parabolique. Il est vrai toutefois que la figure donnée est d'une extrême difficulté à bien saisir. Baudelocque ne s'est nullement inquiété de tracer la direction de l'axe total ; mais Gardien admet comme axe du bassin une ligne droite verticale avec laquelle les axes inclinés des détroits font un angle aigu. Il y attache du reste peu d'importance et s'occupe surtout des axes des détroits. Il dit bien que dans l'accouchement l'enfant, en traversant le bassin, suit la direction diverse de chacun d'eux.

Nous arrivons maintenant à 1825, époque où F.-C. Nœgelé (1) fit paraître son travail sur l'inclinaison du bassin et

______

(1) F. C. Nœgelé. — Das weibliche Becken betrachtet in

les axes pelviens, travail remarquable par l'exactitude et le choix des procédés de recherches, par la critique intelligente des opinions antérieures. Malheureusement le mémoire était allemand, et il resta presque ignoré en France, jusqu'à l'époque où Danyau (1840), traduisant un autre mémoire de Nœgelé sur le bassin oblique-ovalaire, y ajouta les recherches du même auteur sur l'inclinaison et les axes du bassin. Lui-même compléta l'historique de Nœgelé.

De 1825 à 1840, les accoucheurs français suivent les traditions anciennes ; les uns, comme Capuron (1828), dédaignant de s'occuper de l'axe total, d'autres le représentant par une ligne courbe, Mme Boivin (1836), Dugès (1840), Maygrier (1840), sans distinction plus précise entre une ellipse, une parabole ou un arc de cercle.

Cependant Désormeaux (1) (1833), et Velpeau (1835), semblent avoir connu les travaux de Nœgelé. Car, pour Désormeaux, l'axe du bassin ne peut être qu'une ligne courbe également distante dans tous ses points des parois de l'excavation, et dont les axes des détroits constituent les deux extrémités, et Velpeau construit son axe en menant différents plans dans l'excavation, élevant des axes sur chacun d'eux et réunissant, par une ligne qui devient forcément courbe, le pied de tous ces axes. Il dit aussi que Saxtorph et Stein considéraient pour axe du bassin une ligne droite placée au centre de l'excavation, au-devant de l'intersection des axes des détroits. L'assertion de Velpeau est inexacte.

Beziehung auf seine Stellung und die Richtung seiner Höhle, nebst Beïtragen zur Geschichte der Lehre von den Beckenaxen — Carlsruhe. 1825.

(1) Désormeaux. — Art. *Bassin* in *dict. de médecine*, en 3 vol. 2e édition. Tome 5, 1833.

En 1764, Saxtorph dit que le pelvis est incurvé suivant sa
longueur et que l'axe du détroit supérieur doit, pour traverser le centre du détroit inférieur, se recourber en avant
en décrivant un angle obtus ; en 1776, il représente les axes
des deux détroits et figure la courbure de l'excavation par
une troisième ligne centrale qui est un arc de cercle. Quant
à Stein, si Velpeau veut parler de Stein l'ancien, il a tort
également : car, Stein représentait l'axe de la cavité pelvienne par la portion des axes des détroits contenue dans
l'excavation jusqu'à leur point d'intersection ; mais, pour
plus d'exactitude, il leur substituait un *axe* de cercle.

Tel était en France l'état de la question, lorsqu'en 1840
Danyau fit connaître les recherches de F.-C. Nœgelé. Je ne
puis moins faire que de transcrire ses propres paroles. Parlant de la direction de la cavité pelvienne : « De quoi s'agit-il
maintenant, dit-il ? De trouver une ligne qui, dans tout son
trajet, depuis le détroit supérieur jusqu'au détroit inférieur,
soit toujours à égale distance des parois du bassin, qui passe
toujours par le milieu d'une série de diamètres plus ou moins
nombreux, étendus de la paroi antérieure à la paroi postérieure de l'excavation. C'est la *ligne moyenne* ou *centrale*
de la cavité pelvienne, ligne irrégulière, qu'on ne pourrait,
sans fausser les définitions reçues, désigner par le nom
d'axe, courbe qui ne peut pas être représentée par deux
lignes droites et encore moins par un arc de cercle. » Il
montre alors comment Nœgelé a construit cette courbe, en
réunissant le centre des lignes qui figurent les divers plans
du bassin, lignes également distantes les unes des autres à
leurs deux extrémités. La ligne centrale ainsi obtenue ne
peut être une courbe régulière, etil ne faut pas vouloir lui
attribuer une exactitude géométrique. Dans la partie supérieure de l'excavation, elle se confond à peu près avec l'axe

du détroit supérieur prolongé ; il y a cependant une différence légère, surtout appréciable dans les bassins viciés, l'axe du détroit se portant un peu en arrière de la ligne pelvienne. A partir de la troisième vertèbre sacrée, son trajet correspond à une courbe parallèle à la direction de la paroi postérieure du bassin jusqu'au coccyx dont l'état de repos ou d'extension peut la modifier.

Les opinions de F. C. Nœgelé ne furent rapidement acceptées en France qu'après la traduction de Danyau, en 1840. Jacquemier, Cazeaux, Depaul, Tarnier et Chantreuil, et à l'étranger J. Hubert, Scanzoni, Schrœder, Leishman, Playfair, etc., se sont rangés à l'avis de Nœgelé. Mais nous sommes loin de constater une unanimité complète, et actuellement encore la question est discutée. Ligne droite, courbe régulière en arc de cercle, courbe parabolique, courbe irrégulière, chaque hypothèse a de nos jours encore ses adhérents.

Moreau (1841) croit à l'arc de cercle de Carus, décrit du milieu de la section symphysaire avec la moitié du diamètre antéro-postérieur de l'excavation pour rayon. Il est clair cependant qu'un arc de cercle ainsi construit ne passe nullement par le milieu des diamètres sacro et coccypubien. Choulant avait un procédé bien plus exact ; il réunissait le centre des trois diamètres, conjugué vrai, de l'excavation et coccypubien, élevait une perpendiculaire sur le milieu des deux lignes obtenues ; l'intersection des deux perpendiculaires correspondait à un point situé sur la face postérieure de la symphyse. C'est là un véritable centre géométrique, d'où l'on peut décrire un arc passant à la fois au milieu des trois diamètres antéro-postérieurs du bassin, supérieur, inférieur et moyen. Choulant nommait cet arc *arcus pelvis director*. Comme Moreau, Chailly accepte une ligne courbe.

Parlant des axes du détroit supérieur, du détroit inférieur
et de la vulve, il ajoute : « Ces axes considérés dans leur
ensemble représentent une ligne courbe que le produit suit
dans son expulsion... » Barnes, *traité des opérations
obstétricales* (1873), représente dans une dizaine de
figures l'axe du bassin par une courbe très-régulière, une
circonférence figurant le trajet de la tête. Du reste, il dit
très-nettement, page 70 : Lorsque la tête a franchi le promontoire, « la direction à suivre devient celle de Carus ».

Joulin, (1867), a fait une remarque très-importante :
« Je distinguerai donc, dit-il, à l'excavation deux axes, l'un
pratique, approximatif, dont la connaissance est absolument
nécessaire, l'autre théorique et précis dont l'étude peut intéresser les amateurs de subtilités scientifiques, mais
qu'on pourra oublier sans inconvénient au lit des mala-
des... » Pour ce dernier, l'axe géométrique, il accepte la
formule de Nœgelé : une ligne qui dans tout son trajet sera
à égale distance des parois du bassin, et passera par le milieu des plans du bassin ; mais il rejette l'utilité de la détermination de cet axe précis qui ne sert jamais en pratique, et
cela surtout lorsqu'on en a le plus besoin, pour les bassins
viciés. Ce qu'il faut chercher et connaître, c'est l'*axe pratique*, et, comme dans l'espèce ce terme d'axe ne s'applique
plus à une ligne géométrique, il lui préfère un mot synonyme
mais plus exact, *ligne de direction*. « Il est clair, dit-il,
que la route à suivre ne peut être appelée un axe, puisque
la présentation occupe le centre des cavités avec lesquelles
elle se trouve en rapport. Il faut suivre, non plus un axe,
mais des parois comme cela a lieu pour le canal pelvipéri-
néal, lorsque l'engagement est complet. L'axe pratique
devrait donc prendre le nom de *ligne de direction*... ». Et
plus loin : « ...Cependant si je devais adopter une figure géo-

métrique pour déterminer la courbe de l'*axe pratique*, je choisirais celle de Carus ». En résumé, Joulin, pour l'axe géométrique, accepte la ligne centrale de Nœgelé; pour l'axe pratique, l'arc de Carus.

Je viens de citer quelques auteurs restés fidèles à la théorie d'une courbe régulière comme représentation de l'axe pelvien total. Mais, chose bien plus intéressante encore, l'ancienne théorie d'une ligne droite pour axe du bassin, la théorie des Deventer, Smellie, Müller, Rœderer a reparu de nos jours, vivement défendue par J.-B. Fabbri (de Bologne). Je reviendrai tout à l'heure sur les idées de ce dernier auteur; je veux tout d'abord montrer que la tradition de cet axe droit se retrouve éparse dans la science obstétricale depuis Rœderer et Smellie jusqu'à Fabbri.

Nous avons plus haut rapporté une phrase de Deleurye (1777) : « ..... l'enfant, pour sortir, doit décrire une ligne de devant en arrière, et ensuite une autre de derrière en devant, » ce qui veut dire exactement que le mécanisme de l'accouchement a lieu suivant deux lignes droites se rencontrant au fond du bassin. Nous ne voyons pas d'autre explication possible. Baudelocque (1781), s'exprimait ainsi : « Dans l'ordre naturel, les premières contractions utérines, après l'évacuation des eaux, font fléchir la tête sur la partie antérieure du tronc, jusqu'à ce que le menton soit appuyé sur le haut de la poitrine. Pendant ce temps, la fontanelle postérieure se rapproche plus ou moins du centre du bassin et la tête, dans cet état de flexion, continue de descendre *en suivant l'axe du détroit supérieur* jusqu'à ce qu'elle soit arrêtée par la partie inférieure du sacrum, le coccyx et le périnée; les bosses pariétales passant l'une au devant de la symphyse sacro-iliaque gauche et l'autre derrière la cavité cotyloïde. » En 1815, Imbert, chirurgien en

chef de la Charité de Lyon (1), présentait un forceps droit à
la Société de médecine de cette ville. Il disait : « Le bassin
est décrit dans tous les ouvrages comme un canal courbe
ayant deux directions ou deux axes. Le bassin osseux est
un *canal droit*. Ce qui trompe les accoucheurs, c'est :
1° qu'ils confondent l'axe du plan avec l'axe du canal ;
2° qu'ils prennent la courbure du sacrum pour la courbure
du canal tout entier. Le plan ou l'inclinaison du détroit supérieur du bassin n'a aucune influence sur la direction du
canal qu'il représente..... Quant à la courbure du sacrum,
quelles que soient les inégalités qui se rencontrent sur une
des parois d'un tuyau, sa direction générale n'est pas
changée.

« Il est évident que les accoucheurs attribuent au bassin
osseux ce qui n'appartient qu'au bassin revêtu de ses parties molles. Le bassin d'une femme, au moment de l'accouchement, est en effet un canal courbe, parce que le périnée
bouche la moitié inférieure du détroit inférieur et ne laisse
d'ouverture que dans la partie antérieure. En sorte qu'un
corps sphérique qui, sur le bassin sec, entrerait par le
détroit supérieur, en sortirait dans la même direction par le
détroit inférieur, tandis que lorsque le périnée existe, ce
corps, introduit dans le détroit de haut en bas, devrait, pour
en sortir par le détroit inférieur, se diriger d'arrière en
avant....., » c'est-à-dire qu'après être descendu, suivant une
ligne droite, ce corps, pour sortir, devrait suivre une seconde ligne d'arrière en avant.

Le travail de J.-B. Fabbri sur l'axe du bassin date de

---

(1) Imbert. — Article : Forceps modifié, *Journal de médecine de
Lyon*, 1845, page 390.

l'année 1856. Il a paru, sous le titre de : Quelques considérations obstétricales sur le bassin, pour la première fois,
dans le vol. 7 des *Memorie de l'Academia delle scienze
dell'Instituto di Bologna*. Je n'ai pu m'en procurer l'original, mais je l'ai trouvé bien résumé dans le traité d'accouchement d'Hyernaux (1866) qui, du reste, accepte aussi la
ligne droite pour axe du bassin. « Pour se faire une juste
idée de la hauteur d'un bassin, dit Hyernaux d'après Fabbri,
plaçons-le sur une table de manière à reposer sur les
tubérosités ischiatiques et sur le coccyx. Sa véritable
hauteur ou profondeur est alors manifestement indiquée
par une ligne qui tombe perpendiculairement du milieu
du diamètre antéro-postérieur sur le fond de l'excavation. Dans un bassin bien proportionné, cette perpendiculaire aboutit au coccyx, tout près de son extrémité,
et à une même distance du promontoire et du bord supérieur des os pubiens : ce qui veut dire que ce point est
véritablement le centre du fond du pelvis... » Et plus loin :
« c'est aussi en voyant le bassin à l'état frais qu'on peut se
rendre compte que l'extrémité du coccyx occupe réellement
le centre du fond de cette cavité, et la ligne que nous consi-
dérions tantôt comme mesurant la profondeur de l'excavation, nous apparait alors comme la véritable ligne centrale
ou axe du bassin. En effet, elle se dirige du milieu de l'entrée vers le centre du fond en passant par des points également
ment distants des parois antérieure et postérieure, de la
paroi latérale droite et de la paroi latérale gauche. En la
prolongeant vers le haut, on obtient l'axe du détroit supérieur.. .. » D'après Fabbri, la cavité qu'on a sous les yeux
n'est pas du tout un canal courbe. C'est une cavité « grossièrement cylindrique, largement ouverte par en haut, et
pour ainsi dire, à peine percée à jour vers le milieu de sa

— 34 —

paroi antérieure. » Il a coulé du plâtre dans l'excavation et
obtenu ainsi des moules dont la forme montre que l'on a
affaire à une cavité généralement cylindrique. En résumé,
l'axe du bassin est un axe droit, et tout l'accouchement se
fait suivant deux lignes droites, celle de l'excavation et celle
de l'espace sous-pubien, réunies entre elles à angle presque
droit au niveau de la jonction des troisième et quatrième
vertèbres sacrées.

Je clos ici cet historique de l'axe pelvien et vais maintenant critiquer les opinions diverses et tenter de montrer
la vérité des assertions de Fabbri.

Etude critique de l'axe du bassin. — Tout d'abord, il
nous faut bien préciser ce que nous entendons par le mot :
axe du bassin, axe de l'excavation pelvienne. C'est la ligne
suivant laquelle se produit la descente, deuxième temps de
la progression. L'axe du détroit supérieur correspond à
l'engagement ; l'axe de l'excavation à la descente ; quant au
dégagement, je dirai incidemment qu'il a lieu non pas suivant l'axe anatomique du détroit inférieur, mais suivant
l'axe obstétrical de l'espace sous-pubien. De ces trois axes,
celui qui nous concerne est la ligne tracée, du détroit supérieur au fond du bassin, par le centre de figure de la présentation en marche à travers le pelvis.

Ainsi que Joulin l'a déjà bien remarqué, nous croyons
qu'il faut, dans le bassin, considérer deux axes : l'un théorique, l'autre pratique. Le premier se recherche par des
constructions mathématiques ; le second se déduit de considérations pratiques. Mais c'est évidemment à ce dernier que
l'on doit donner le plus d'importance. Le mot *axe* ne lui est
alors plus applicable, ce terme amenant à l'esprit l'idée

d'une cavité strictement régulière. Or, l'axe pratique est une ligne irrégulière, c'est pourquoi Joulin le nomme *ligne de direction*. Déjà Danyau s'était élevé avec force contre l'emploi du mot axe dont la précision, je le répète, s'accommode mal avec l'irrégularité pelvienne, et il nommait l'axe du bassin *ligne moyenne ou centrale*. Après avoir construit la ligne pelvienne par le procédé de Nægelé, J. Hubert ajoute : « Elle donne la direction des axes, non-seulement des deux détroits mais aussi de l'ouverture vulvaire et de tous les plans transversaux qu'on peut supposer dans le bassin. Elle représente très-exactement le trajet que la tête du fœtus suit ou qu'on doit lui faire suivre dans l'accouchement naturel ou artificiel. Le crâne ne peut s'en écarter sans aller presser avec trop de force contre l'une ou l'autre paroi du canal. On pourrait aussi l'appeler la *ligne centrale des résistances*, en ce sens que c'est sur elle que les résistances se font équilibre et qu'elles tendent toujours à reporter le mobile. » Schrœder nomme, comme Joulin, l'axe du bassin *ligne de direction*.

Nous nous associons pleinement aux raisons données contre le mauvais emploi du mot axe ; mais, nous avouons que le terme axe pratique est pour nous si naturel, si simple, que nous le préférons encore à tous ses synonymes. Du reste, il nous serait aisé de montrer, que le mot *descente* peut lui-même être proposé pour remplacer le terme axe pratique, et qu'il lui serait préférable. Le mot descente, en effet, ainsi que nous l'avons dit plus haut, est général. Il ne préjuge rien sur l'unité ou la pluralité de l'axe pelvien, et nous savons qu'il y a dans un même bassin plusieurs axes pratiques. Suivant que la tête est fléchie ou défléchie, inclinée sur telle ou telle épaule, suivant que l'occiput est tourné en arrière, en avant, ou sur les côtés, le centre de figure de la présentation occupe des points différents, et dans chacun de ces cas la progression du centre de figure, c'est-à-dire l'axe pratique, c'est-à-dire la descente se traceront dans des directions diverses ; par conséquent, dans un bassin, il y a plusieurs lignes axiales. En un mot, ce qu'il faut retenir et bien observer, c'est que l'axe pratique, étant lié à la position du centre de figure, n'est pas tant déterminé par la forme du bassin que par celle de la tête ; il y a ainsi forcément pour un même bassin plusieurs axes pratiques, et je ne puis, au commencement de mon travail, mettre ce titre : Etude sur l'axe pratique, mais bien, Etude sur les axes pratiques, et mieux, Etude sur la descente. Ce mot descente exprime bien du reste le mouvement à décrire, et il est si naturel que de La Motte l'emploie déjà concurremment avec le terme de progression.

Quoiqu'il en soit, disons que les expressions axe pratique, ligne moyenne ou centrale, ligne pelvienne, ligne directrice sont absolument synonymes. Les termes formés du mot ligne sont logiquement préférables ; mais à cause de la brièveté, de la simplicité même des mots, nous emploirons souvent le terme axe pratique ou axe du bassin, ayant bien dit d'avance que nous n'attribuons pas au mot axe sa signification précise habituelle. Parmi les expressions synonymes de la ligne de descente, il en est une cependant qui pour nous ne peut être admise, c'est celle créée par Hubert, *ligne centrale ou moyenne des résistances*. Dans l'idée de Hubert, cette expression signifie aussi la ligne pelvienne directrice, c'est-à-dire l'axe pratique ou la ligne de descente ; mais, comme le montrera la suite de notre travail, cette ligne est multiple, et il y a dans le bassin, à chaque plan pelvien traversé par la présentation, des espaces inoccupés, inutiles au point de vue dynamique. Cette circonstance échappée à Hubert fait que la ligne de progression ne peut se confondre avec celle des résistances soutenues par le mobile, puisque ce dernier n'est pas en rapport exact avec la forme du bassin, et que dans ces conditions tel point donné périphérique de la présentation échappe aux résistances ou du moins à toute résistance osseuse ; donc, la ligne de progression ne peut se confondre avec celle des résistances.

Si nous résumons les théories des divers auteurs, l'axe pratique du bassin nous apparaît envisagé actuellement de trois façons différentes. Il y a l'arc de cercle (Joulin, Barnes, etc.), la ligne parabolique de Nœgelé admise par la plupart, enfin la ligne droite (Fabbri, Hyernaux, etc.).

1º Axe circulaire. — L'idée d'un arc de cercle comme ligne directrice du bassin doit être rejetée, et ce n'est pas sans un certain étonnement que nous l'avons vue acceptée pratiquement dans le récent livre de Barnes. Tracez cet arc d'après la théorie de Carus, de Choulant ou de Bang, lequel prenait pour centre le point d'intersection des diamètres antéro-postérieurs prolongés des deux détroits, et pour rayon la distance de ce point au milieu de l'un de ces diamètres; dans tous les cas, il ne saurait représenter l'axe du bassin. Et en effet, la tête fœtale n'évolue pas autour d'une sorte de point central placé en avant de la courbure sacrée. Forcément, une fois engagée, elle descend droit derrière la symphyse pubienne. Il y a à la partie antérieure du bassin non pas un point d'appui autour duquel comme centre elle décrirait un arc, mais une véritable paroi constituée sur la ligne médiane par toute la hauteur de la symphyse, sur les côtés par la paroi postérieure des pubis, et plus en dehors encore par les branches horizontales pubiennes, les trous obturateurs comblés sur la femme vivante, et les 2/3 supé-

rieurs des branches ischio-pubiennes. C'est en avant du bassin, je le répète, une véritable paroi haute de 8 cent. en
moyenne, large de 10, concave en arrière, principalement
sur la ligne médiane où la vessie trouve un refuge, et non
pas une barre transversale autour de laquelle évoluera la
tête. Ce qui sans doute a fait songer à l'arc de cercle
comme axe du bassin, c'est que sur les figures on représente
le bassin par une section antéro-postérieure. On a alors en
avant de la grande courbure sacrée comme un point perdu
dans l'espace la section symphysaire, et naturellement l'on
est porté à croire que la descente a lieu autour de ce point
antérieur. Il n'en est rien ; la tête en avant aussi bien qu'en
arrière descend en suivant une paroi véritable ; seulement
cette paroi antérieure à un niveau donné est percée d'une
ouverture et donnera passage au fœtus. Mais la descente se
produit en ligne droite ; la tête appuie en avant sur une
paroi, et va déprimer le fond du bassin, jusqu'à ce qu'elle
aît atteint sur l'arcade pubienne une ligne transversale
assez large pour permettre le dégagement. On pourrait supposer le vide de l'arcade comblé par une paroi osseuse, sans
que rien ne soit changé dans le mécanisme du travail.
L'angle vide sous-pubien a pour rôle d'abriter et défendre
des frottements sous pression le vestibule et le clitoris qui
n'échappent pas toujours aux déchirures, et parfois même
la lèvre antérieure du col accompagnant jusqu'au dégagement la présentation. Mais il faut bien nous pénétrer de
cette remarque laissée dans l'ombre par les auteurs classiques : la paroi antérieure du bassin n'est pas un point, un
centre d'évolution cyclique en face de la courbure sacrée.
C'est une véritable paroi dont la hauteur utile au point de
vue obstétrical, n'est pas mesurée par la ligne médiane symphysaire, mais bien par une hauteur latérale allant de la

branche horizontale pubienne à la réunion du tiers moyen
et du tiers inférieur de la branche ischio-pubienne correspondante.

Ces remarques sur la nécessité d'envisager la paroi pelvienne antérieure non pas sur la ligne médiane, mais
sur les lignes latérales, nous semblent absolument comman-
dées par une saine logique, et nous nous étonnons qu'elles
n'aient pas frappé les auteurs. Ouvrez quelque livre que ce
soit d'accouchements, et vous trouverez comme hauteur
pelvienne antérieure une moyenne de 4 centimètres sur le
bassin sec, de 6 centimètres en ajoutant les parties molles.
Mais c'est là une hauteur purement anatomique ; et pour
l'accoucheur, la connaissance de cette mensuration symphysaire verticale est d'une importance toute relative au temps
de l'accouchement dont il doit s'occuper. Sans doute, elle
est utile à connaître pour l'exacte appréciation au temps
d'engagement de la longueur du conjugué vrai ; au contraire,
pour les temps de descente et de dégagement, la hauteur latérale de la paroi antérieure devient bien plus importante ; car,
c'est cette hauteur qui permettra le dégagement. Plus elle
est faible, plus le dégagement sera difficile, la tête restant
arrêtée derrière la symphyse et déprimant le périnée sans
pouvoir se faire jour en avant ; plus elle est forte au contraire, plus la présentation aura devant elle un champ large
en hauteur et en largeur. Mais dès qu'elle arrive à ce niveau,
elle se porte en avant directement, repoussée en ce sens par
la réaction périnéale. Cette hauteur de la paroi pelvienne
antérieure mesurée sur les lignes latérales est, du reste, en
rapport direct avec la hauteur ou profondeur du bassin mesurée du milieu du sacrosuspubien au coccyx, c'est-à-dire
avec la hauteur même de l'axe vertical pelvien. Plus l'excavation est profonde, plus est haute l'arcade pubienne. Aussi

Fabbri observe-t-il sur la hauteur variable de l'axe pelvien des considérations intéressantes au point de vue de la facilité plus ou moins grande du dégagement. Pour nous, il vaut mieux attribuer ces remarques à la hauteur de la paroi antérieure du bassin ; car, c'est cette dimension seule qui permet le dégagement facile si l'arcade est élevée, difficile au contraire si elle est basse.

Nous croyons maintenant avoir bien montré l'impossibilité d'admettre l'arc de cercle, quel qu'il soit, de Camper, Bang, Carus ou Choulant, etc., comme ligne pratique de la descente ; voyons ce qu'il faut penser de la ligne parabolique de Nœgelé.

2° *Axe de Nœgelé.* — Théoriquement, cela est clair, nous sommes obligés de l'admettre. La formule est en effet d'une précision et d'une netteté absolues. L'axe du bassin est une ligne qui dans tout son trajet restera toujours à égale distance des parois du bassin et passera par le milieu des plans pelviens. Pour l'obtenir, on mène à travers l'excavation ce que l'on nomme les plans du bassin, c'est-à-dire des plans partant en avant du point d'intersection des diamètres sacrosuspubien et coccysouspubien prolongés et divergent en arrière où ils coupent la surface sacrée. Chacun d'eux a un axe particulier qui devient celui de la présentation au moment où elle arrive à ce niveau. Si l'on réunit le pied de tous ces axes, l'on obtient une longue ligne à peu près confondue en haut du pelvis avec l'axe du détroit supérieur prolongé et qui, à partir de la troisième vertèbre sacrée, se recourbe peu à peu en avant, conservant une fixité constante jusqu'au coccyx où les mouvements de la cloison coccypérinéale la rendent variable. Sur le bassin sec, elle sert comme axe anatomique du détroit inférieur ; sur la parturiente comme axe obstétrical du plan vulvaire. Elle décrit ainsi une ligne théoriquement irrégulière, mais dont la forme générale est parabolique, ayant sa courbe placée à la partie inférieure de l'excavation.

Si la formule de Nœgelé est acceptable en théorie, elle ne saurait l'être en pratique. Et, d'abord, la construction de cet axe est un procédé géométrique, et il est assez curieux de voir Danyau reprocher aux partisans de l'arc de cercle l'emploi de méthodes géométriques, alors que la ligne de Nœgelé s'obtient elle aussi par une voie régulière et mathé-mathique. Eh quoi ! mener à travers le pelvis des plans également distants à leurs deux extrémités, élever des perpen-diculaires au centre de chacun d'eux, réunir par une ligne le pied de ces perpendiculaires, ce n'est pas là une construc-tion mathémathique ! Que la ligne obtenue soit irrégulière, cela est possible, mais il n'en reste pas moins certain qu'elle résulte d'un procédé de recherches exact, d'une méthode aussi géométrique que celles de Bang, Carus et Choulant.

Du reste, comme à ceux qui croient à l'arc de cercle, je reprocherai aux défenseurs de l'axe de Nœgelé d'avoir mal compris la paroi pelvienne antérieure, d'avoir complète-ment méconnu sa hauteur. A partir de la troisième vertè-bre sacrée, ils font à la ligne centrale du bassin décrire une courbe progressive, la reportant peu à peu en avant. C'est là pour nous une description inexacte, parce qu'elle est déduite d'un point de départ lui-même inexact, la hauteur pelvienne antérieure prise sur la ligne médiane. L'axe du bassin con-tinue sa direction première au niveau de la troisième sacrée et va tomber sur le coccyx, et la tête descend sui-vant cet axe, parce que le ceintre osseux antérieur l'empêche de se porter en avant tant que la rotation céphalique verti-cale ne s'est pas effectuée, de façon à mettre en rapport le bipariétal (9 centimètres 1|2) avec une ligne transversale de 10 centimètres, unissant les deux branches ischiopubiennes. Jusque-là, la tête obliquement placée dans sa descente offre à l'arcade une ligne trop longue pour la possibilité du dégagement. Sa dimension transversale est trop large ; il faut qu'elle tourne sur l'axe vertical pour offrir à l'arcade son bipariétal. Or, cette rotation intérieure s'achève, on le sait, sur le fond du bassin quand la tête presse la gouttière coccypérinéale. La descente a eu lieu en ligne droite, le fœtus ayant pour ainsi dire longé la paroi antérieure jusqu'au fond du bassin ; à ce niveau, la fontanelle postérieure arrive à se porter tout à fait en avant, et aussitôt le dégagement commence, suivant une ligne à légère concavité supérieure, représentant l'axe vulvaire et unie par un angle voisin du droit à la ligne de descente.

Un autre argument important contre la théorie de Nœgelé, c'est que dans ses recherches il n'a eu en vue que la cavité incurvée du bassin ; oubliant le mobile à expulser, il n'a pas recherché, si dans le tunnel à traverser il n'y avait pas à certains moments de l'expulsion des espaces libres et inutiles, n'existant pas dès lors au point de vue dynamique. En sorte que pour lui dans un même bassin toute présentation et toute position de présentation descendrait suivant une ligne invariablement la même, située dans le plan médian antéropostérieur. Cela ne saurait être : la forme de la tête ne s'accommode pas d'une façon fixe et dans tous les cas à la forme du bassin ; le centre de figure d'une première position par exemple ne correspond pas à celui d'une troisième. Donc, nous sommes autorisé à dire que l'axe de Nœgelé est un axe anatomique et qu'il ne peut être l'axe pratique obstétrical.

3° *Axe droit*. — On sait que Fabbri a vivement défendu la ligne droite comme axe du bassin. A l'aide de plâtre coulé dans l'excavation, il a obtenu des moules représentant non pas une cavité incurvée en avant, mais bien grossièrement cylindrique. La vulve est à sa paroi antérieure et l'axe du détroit supérieur prolongé en est la ligne centrale, je pourrais même dire à juste titre, l'axe, puisque c'est une cavité à peu près géométrique. Cette ligne droite mesure la hauteur du bassin variable suivant les individus. Elle tombe sur l'extrémité du coccyx et son point de rencontre avec cet os est à égale distance du promontoire et du bord supérieur de la symphyse pubienne : ce qui veut dire que le coccyx occupe le fond du bassin : par conséquent, la ligne droite tirée du milieu du conjugué vrai sur cet os est donc bien l'axe cherché, la ligne centrale de la cavité.

Telle est la théorie du professeur italien. Au point de vue limité de la rectitude de l'axe pelvien nous l'acceptons, mais nous faisons encore ici nos réserves sur la pluralité des lignes de descente. En tant qu'axe anatomique du pelvis, la ligne de Fabbri nous paraît vraie ; en tant qu'axe pratique de la descente elle doit être multipliée. Nous reviendrons dans notre chapitre troisième sur cette dernière proposition ; nous voulons seulement ici montrer que l'axe pelvien anatomique est réellement une ligne droite.

Avant d'aller plus loin, comment se fait-il que l'axe de Nœgelé et celui de Fabbri passent d'après leurs affirmations respectives à égale distance des parois antérieure et postérieure, latérale droite et latérale gauche du bassin, alors que chacun d'eux décrit une ligne différente ? Cette situation, pour la première fois indiquée par Nœgelé doit être en effet, cela est indéniable, le seul guide dans la construction de l'axe pelvien anatomique. Aussi tous deux, Nœgelé et Fabbri, prétendent-ils s'y conformer exactement, et cependant leur ligne centrale varie. C'est qu'à la différence morphologique des axes correspond une transformation parallèle des cavités. Le pelvis est courbe pour Nœgelé ; il est droit pour Fabbri, et tel plan de la partie inférieure de l'excavation oblique pour Nœgelé par rapport au plan du détroit supérieur subit dans la théorie de Fabbri une rotation transversale qui rétablit la concordance. Pour prouver la rectitude de l'axe pelvien, il suffit donc de prouver la forme cylindrique du bassin.

Dans ce but, nous l'avons dit, Fabbri a pris des moules de l'excavation. Nous avons nous-même coulé du plâtre dans des bassins normaux. Il suffit de relever en haut les masses intestinales flottant dans le pelvis, d'attirer fortement la vessie sur la face antérieure des pubis, d'enlever l'utérus par une section transversale du vagin, d'huiler la cavité obtenue et après avoir placé bien horizontalement le plan du détroit supérieur d'y couler le plâtre gâché. Quand la prise est faite, il faut pour enlever le moule sectionner la symphyse. En opérant ainsi sur des bassins réguliers, nous avons obtenu comme Fabbri des moules dont la forme est grossièrement cylindrique. Ce qu'il faut y remarquer, c'est d'abord la forme générale cylindrique, ainsi que je viens de le dire ; c'est leur terminaison en bas par une surface convexe dont le bec du coccyx est le centre, comme si l'on eut moulé la concavité d'une coupe, en sorte que le cylindre est en bas fermé par une calotte sphérique. C'est encore la paroi antérieure bien marquée offrant à sa partie inférieure la section vaginale. C'est en arrière une saillie légère due à la concavité sacrée ; mais cette saillie se confond insensiblement sur les côtés avec deux renflements semblables correspondant aux échancrures sciatiques. Si l'on a laissé le rectum en place, on remarque sur le moule en arrière une large et profonde rigole qui ne permet pas de saisir exactement la forme vraie ; aussi je conseille d'enlever le rectum complètement. Son influence dans l'accouchement étant trop minime, on ne peut par son ablation altérer la vérité. De ces remarques retenons la plus importante, c'est que le moule nous représente une cavité grossièrement cylindrique.

Si le pelvis est un cylindre dont le coccyx est le centre du fond, les lignes coccysacrée et coccysuspubienne doivent être égales et former les hypothénuses de deux triangles rectangles ayant un grand côté commun, l'axe droit de l'excavation. Nous avons donc mesuré ces lignes. Les bassins viciés mis à part, principalement ceux où le rachitisme a dévié l'extrémité coccygienne, nous avons toujours trouvé égalité parfaite dans la longueur des deux lignes sus-mentionnées. La dimension est variable, un bassin pouvant, bien que normal, être plus ou moins grand dans toutes ses lignes, et la longueur moyenne obtenue serait de 12 centimètres. Mais quoi qu'il en soit, toujours sur un bassin non vicié les lignes coccysacrée et coccysuspubienne ont été égales. Nous en conclurons donc que le coccyx est bien le centre du fond du bassin.

Au reste, n'avons-nous pas un autre argument en faveur de la forme cylindrique du petit bassin, dans un fait anatomique bien connu, mais dont on n'a pas soupçonné l'importance, l'égalité des diamètres de l'excavation. Des plans où tous les diamètres sont égaux sont forcément circulaires.

Mais pour bien saisir la forme décrite, il faut corriger sur le cadavre ou sur le bassin décharné l'inclinaison du pelvis en avant. Si l'on place dans un plan horizontal le détroit supérieur, la vérité de nos assertions apparaît aux yeux clairement. L'excavation est un cylindre fermé en bas par une sorte de coupe excavée dont le coccyx est le centre et ouvert sur sa paroi antérieure par le canal vaginal. Que devient alors la théorie de Dugès, d'après laquelle l'aire du détroit périnéal se divise en deux plans opposés, l'un coccy-périnéal regardant en arrière et en bas entre les ischions et le coccyx, l'autre vulvaire en avant et en bas sur l'arcade pubienne? Le plan postérieur est ce que nous nommons le fond du bassin; le coccyx en est le centre, et à cause de l'inclinaison du détroit supérieur, auquel il est parallèle, il regarde en arrière; si au contraire le détroit est horizontal, le fond du bassin regarde en bas directement. Quant au plan vulvaire, il fait partie de la paroi pelvienne antérieure; l'inclinaison habituelle du pelvis le dirige en avant et en bas, et son parallélisme sur l'horizon directement en avant. Nous avons entendu contre la réalité du cylindre pelvien objecter l'existence de la grande courbe sacrée dont la forme ne saurait s'allier à l'hypothèse d'un canal droit. Cela tient à ce que l'on examine le pelvis en conservant l'inclinaison du détroit supérieur. Comme nous l'avons dit plus haut, pour bien saisir la forme de l'excavation, il faut placer horizontalement le plan du détroit abdominal. Elle nous apparaît alors sous l'aspect d'un cylindre où la portion convergente du sacrum ne fait pas partie de la paroi postérieure, mais bien du fond même du cylindre observé.

Cette étude anatomique du pelvis qui nous conduit à l'envisager, comme un canal droit, trouve du reste sa consécration complète dans l'examen de l'atlas de Braune (1), où sont représentées des coupes de femmes enceintes sur des cada-

---

(1) BRAUNE. — *Die lage des uterus und fœtus am ende der schwan-gerschaft, etc.* Leipzig, 1872.

vres congelés. La planche C nous offre une admirable coupe du canal utéropelvipérinéal dont l'aspect concorde exactement avec nos assertions. On y voit que le détroit supérieur n'est pas seul incliné en avant, mais que toute la cavité pelvienne partage cette obliquité, que la vulve n'est pas l'aboutissant d'un canal courbe, mais une ouverture antérieure du cylindre oblique en arrière; enfin, que l'axe utérin confondu avec l'axe du détroit supérieur se prolonge directement dans l'excavation jusqu'au coccyx et en représente le véritable axe. Une figure voisine nous montre la tête fœtale descendue sur le coccyx dans la direction de l'axe droit pelvien.

Enfin, les recherches expérimentales sur la descente que nous avons entreprises viennent aussi compléter, dans le même sens, les conclusions de notre étude pelvienne anatomique. Je reconnais très-bien qu'elles sont incomplètes et demanderaient des développements intéressants : je réclamerai toutefois l'indulgence, parce que je me suis heurté à des difficultés matérielles infranchissables. Nos expériences ont consisté à reconnaître la valeur dynamométrique variable obtenue par des tractions avec cordes attachées au centre de figure, suivant que ces tractions étaient exercées sous les pubis, à la fourchette, ou au devant du coccyx, c'est-à-dire dans un angle lui-même variable avec l'axe du détroit supérieur prolongé. Avant de les rapporter, nous observons qu'elles ont eu lieu sur des bassins normaux, mesurés avec soin, et avec des fœtus à dimensions céphaliques régulières. D'autre part, pour ne pas troubler les résultats obtenus, l'engagement a été éliminé par la position de l'enfant en haut du pelvis dans les cuillers du forceps, avant le début des tractions; nous n'avions ainsi à réaliser que la descente sur le plancher pelvien :

12 février 1880. — Primipare, 24 ans, morte de scepti-
cemie aigüe, — fœtus et bassin normaux, — tête fléchie en
première position du sommet.

1° A l'anus, les lacs passant directement par l'ouverture
anale, de façon à tirer dans le prolongement de l'axe du détroit supérieur, l'aiguille dynamométrique (dyn. Mathieu)
marque 20 quand la tête s'arrête butant sur le coccyx et le
périnée ;

2° A la fourchette, 50 ;

3° Sous les pubis, 80.

13 février 1880. — Même sujet que ci-dessus. Un autre
fœtus normal. Même position :

1° A l'anus, 20 ;

2° A la fourchette, 55 à 60 ;

3° Aux pubis, 80.

25 février 1880. — Fœtus et bassin normaux. Bassin
de femme non accouchée. Périnée fendu jusqu'au coccyx
pour permettre les tractions suivant l'axe du détroit supérieur.

Dans cette direction, quelles que soient les variétés de position céphalique, fléchie, défléchie, inclinée sur telle ou
telle épaule, la descente a lieu à un même chiffre, 30. Nous
expliquons cette concordance des résultats par une grande
mollesse des os de la tête sur laquelle on expérimente.

10 mars 1880. — Fœtus et bassin normaux. Position
fléchie en première du sommet :

1° A l'anus, 30 ;

2° A la fourchette, 60 ;

3° Aux pubis, 70.

Ces expériences, quoiqu'incomplètes, nous démontrent,
cependant un fait intéressant, l'obligation d'augmenter pour
obtenir l'effort utile, la puissance des tractions, à mesure

que l'on s'éloigne du bec coccygien en se rapprochant du bord inférieur symphysaire. Au contraire, plus l'on tend à exercer les tractions dans la prolongation de l'axe du détroit supérieur, plus l'effort s'emploie utilement; moins il y a sur les pubis de force perdue. En somme, c'est la démonstration expérimentale de ce fait que, plus grandit l'angle de tractions avec l'axe prolongé du détroit supérieur, plus l'effort doit être considérable, la force perdue augmentant parallèlement. Mais, nous pouvons bien en déduire que, dans le mécanisme du travail, la descente doit être directe : le centre de figure de la présentation doit descendre dans la prolongation de l'axe du détroit supérieur, puisque c'est la direction des moindres résistances, puisqu'en se portant en avant, il rencontrerait des obstacles plus considérables, des résistances plus puissantes. Car, nos expériences de tractions peuvent être conçues par la pensée sous forme de pressions appliquées à l'extrémité supérieure de l'ovoïde fœtal. Il est bien évident, dans ces conditions, que plus la pression se fera dans la direction du coccyx, plus elle sera faible et qu'elle devra augmenter au contraire, si on l'exerce de plus en plus obliquement à partir de l'anus jusqu'aux pubis.

Si maintenant nous résumons cette longue discussion critique de la ligne pelvienne directrice, nous dirons que les moules de l'excavation, la mensuration des lignes coccysacrée et coccysuspubienne, l'étude bien comprise de la paroi pelvienne antérieure, etc., et nos résultats dynamométriques nous font considérer l'axe pelvien anatomique comme une ligne droite, prolongation de l'axe du détroit supérieur. A priori, la descente devra donc se produire en ligne droite et le dégagement se faire suivant une ligne sous-pubienne, réunie par un angle voisin du droit à la ligne de descente.

Dans le chapitre suivant nous exposerons la descente dans son mécanisme, dans ses détails ; nous verrons que l'étude de la marche du travail doit la faire considérer comme rectiligne. Auparavant, nous résumerons rapidement la théorie de l'engagement dans le bassin normal, tel qu'il doit être compris.

CHAPITRE III

De la descente. — Opinions contemporaines.
Opinion nouvelle.

Le passage de la présentation à travers le cercle osseux
du détroit abdominal constitue l'engagement, premier temps
de la progression. Avant de passer à l'étude de la descente,
nous devons dire comment a lieu l'engagement dans un bassin normal, éliminant du reste tout ce qui a trait aux bassins viciés.

Nous le disons de suite : au sujet de l'engagement normal
nous acceptons, dans toutes ses parties, la doctrine de José
Moralès (de Lima) (1). Jusqu'à présent, pour ne pas compli-
quer notre étude de l'axe pelvien, nous n'avons point parlé

---

(1) José Moralès. — Modification nouvelle au forceps, in Journal
publié par la Société des sciences médicales et naturelles de
Bruxelles. — (Février 1871.)

de cet auteur. Nous allons, dans ce chapitre, réparer cette omission volontaire.

José Moralès, après avoir constaté la variabilité des descriptions morphologiques du détroit supérieur, carré, cercle, ellipse, trigone curviligne, etc., rejette ces propositions diverses et le décrit d'après ses recherches personnelles. Pour lui, le détroit supérieur est formé de deux ellipses convergent en avant où elles se coupent en quatre points, au contraire écartées en arrière où elles sont réunies par une troisième ellipse, la courbure horizontale du promontoire. Les grands axes de ces ellipses ne concordent pas avec les diamètres obliques ; ils sont situés en avant du diamètre correspondant; de même les petits axes sont en avant des diamètres sacro-cotyloïdiens. Mais ce qu'il importe surtout d'observer, c'est que nous avons deux centres d'ellipse non confondus entre eux, ni avec le centre anatomique du détroit supérieur, le milieu du conjugué vrai. Remarquons encore que chaque ellipse a une portion externe réelle, osseuse, et une portion idéale empiétant sur la portion idéale de celle opposée. Telle est sur la forme du détroit supérieur la théorie de José Moralès, et nous avouons l'accepter complètement.

Mais si maintenant nous transportons ces données à l'étude du mécanisme du travail, nous voyons que les première et deuxième positions correspondent à l'ellipse droite, les troisième et quatrième à l'ellipse gauche et que, par conséquent, le centre de figure de la présentation correspondant avec le centre de ces ellipses, sera mis en rapport avec des points différents, variables même, si l'on veut être exact, entre la première et la deuxième position, entre la troisième et la quatrième ; et, comme le centre de figure marque la situation de l'axe pratique, il en résulte qu'au détroit supérieur l'axe d'engagement est multiple. Dans les positions transverses et directes seules, qui sont des positions de bassins viciés, le centre de figure répondant à peu près au grand centre anatomique du détroit, soit le milieu du conjugué vrai, l'axe pratique d'engagement se confondra aussi avec l'axe anatomique du détroit. Pour les positions obliques, au contraire, positions de bassin normal, le centre de l'ellipse occupée n'est plus dans le plan médian antéropostérieur ; il est latéral et l'axe d'engagement devient lui-même latéral.

En somme, la forme de la présentation ne pouvant pas s'adapter dans quelque position que ce soit et d'une façon invariable à la forme du détroit, le centre de figure correspond à des points différents et l'engagement se produit suivant des axes multiples, la tête laissant en dehors de l'ellipse occupée des espaces libres inutiles au point de vue dynamique.

Ces considérations sur l'engagement dans les bassins normaux nous suffisent actuellement. Disons encore cependant que nous croyons à l'engagement synclitique, c'est-à-dire les bosses pariétales traversant ensemble et non l'une après l'autre le plan du détroit. En étudiant la descente, il nous faudra examiner la question du synclitisme ; nous reviendrons ainsi forcément au synclitisme de l'engagement.

Après ce court exposé préliminaire de l'engagement normal, nécessaire à l'intelligence de notre sujet, nous abordons la descente, deuxième temps de la progression et but final de notre travail.

En premier lieu, remarquons que si l'engagement est d'or-

dinaire dans les bassins viciés le plus redoutable moment du
travail, le temps où se font la plupart des opérations obstétricales, versions, forceps, cephalothripsies, etc., la descente
au contraire est dans le bassin normal plus importante que
l'engagement. Il suffit, pour s'en convaincre, de voir la fréquence des applications de forceps dans une excavation
normale régulière, la tête ayant franchi sans difficulté le détroit abdominal, mais s'arrêtant dans le pelvis à la suite
d'une déflexion ou même d'une flexion exagérée. D'autrefois
encore le sacrum manque de courbure et gêne alors la rotation nécessaire au dégagement, ou bien la hauteur du pelvis
est trop courte pour permettre à la tête de se porter en avant
sous l'arcade. Dans ces diverses circonstances il faut appliquer le forceps. On voit donc, par ces quelques exemples
d'arrêts du travail au commencement, au milieu ou à la fin
de la descente, combien ce second temps est important,
combien en face d'un bassin normal il doit plus particulière-
ment préoccuper l'accoucheur.

Je ne m'occuperai pas des théories de la descente antérieures à Nœgelé et Danyau ; je me limiterai à celle qu'ils
ont exposée et aux théories qui, depuis eux, ont vu le jour,
auxquelles sont attachés les noms de J.-B. Fabbri, Kueneke,
José Moralès et autres.

Nœgelé. — D'après les idées de Nœgelé, admises par la
généralité des auteurs, la tête descend dans la partie supérieure du pelvis à peu près suivant l'axe du détroit supérieur
prolongé ; dans la moitié inférieure au contraire elle se porte
peu à peu en avant, le long d'une courbe qui la dirige au
centre de l'arcade pubienne. D'un bout à l'autre, la ligne
directrice est située dans le plan médian antéropostérieur
du bassin. Relativement à cette ligne elle-même, la situation

de la tête est inclinée : de telle sorte que, dès l'engagement,
la suture sagittale est tournée vers le sacrum, plus près de
la paroi postérieure pelvienne que de l'antérieure ; le pariétal antérieur descend le premier, avant le postérieur.
« Grâce à son attitude inclinée, la tête traverse la filière du
bassin sans mettre jamais la plus grande largeur du sommet et de la base du crâne en rapport avec les diamètres du
détroit supérieur et de l'excavation. » Ainsi, la tête franchit le bassin en restant oblique sur la ligne centrale pelvienne, c'est-à-dire dans un autre langage, que les plans
horizontaux céphaliques sont obliques par rapport aux plans
du bassin, et cela, dès le début, de l'entrée à la sortie, de
l'engagement au dégagement. Telle est, relativement à la
progression du fœtus, l'idée générale de F.-C. Nœgelé. Sans
nous arrêter sur la discussion de cette théorie, nous allons
considérer les doctrines rivales : par le rapprochement des
opinions nous saisirons mieux les différences.

Fabbri. — En 1856, paraissait le travail plus haut cité, du
professeur Fabbri (de Bologne). L'auteur rompait ouverte-
ment avec les idées d'axe du bassin plus ou moins courbe, et
revenait à l'ancienne opinion des Deventer et des Smellie.
Le bassin est un canal « grossièrement cylindrique », percé
à jour en avant par l'ouverture vulvaire. Il en résulte que
le travail a lieu suivant deux lignes droites réunies entre
elles par un angle voisin du droit, et l'axe total ne se représente par aucune ligne courbe, ni de Carus, ni de Nœgelé,
mais bien par l'union à angle presque droit de l'axe de l'excavation avec celui de l'espace sous-pubien. L'axe de l'excavation n'est autre que celui du détroit supérieur prolongé,
car il va du milieu du diamètre conjugué vrai au coccyx, centre du fond du bassin. D'autre part, l'ouverture de sortie du

bassin étant située à sa face antérieure, il faut à ce niveau que le fœtus suive une direction presque perpendiculaire à celle suivie jusqu'alors. Elle se figure par une ligne courbe à légère concavité supérieure, partant du centre de l'ouverture vulvaire dilatée, coupant dans le pelvis à angle presque droit l'axe droit de l'excavation, et rencontrant le sacrum à peu près au niveau de l'union de la troisième et de la quatrième vertèbres sacrées. C'est là le véritable axe du détroit inférieur qu'il importe de connaître. C'est ce que nous nommerons l'axe obstétrical du détroit inférieur, ou mieux encore la *ligne de dégagement*, l'axe *anatomique* allant du milieu du diamètre bisischiatique au promontoire. Ainsi formé de deux lignes droites unies à angle voisin du droit, l'axe total donne bien à l'esprit l'idée de la descente depuis le détroit abdominal jusque sur le fond du bassin, et surtout du changement absolu de direction qui s'opère à ce niveau.

L'idée fondamentale de Fabbri, sur la descente, est la rectitude du mouvement. Ajoutons qu'il ne croit pas à la flexion initiale par laquelle le diamètre occipito-mentonnier se rapproche de l'axe du détroit. La tête conserve, dans la descente, la circonférence occipito-frontale perpendiculaire à l'axe prolongé du détroit, c'est-à-dire à l'axe droit pelvien. Quand la présentation repose sur le fond du bassin, après la rotation verticale, la fontanelle postérieure est peu au-dessous de la symphyse ou même cachée derrière elle, et le toucher rectal fait reconnaître au-dessus du coccyx la fontanelle antérieure. Si, pendant la descente, on ne peut sentir cette dernière, c'est que le doigt perd une grande partie de sa longueur, en se recourbant sur la portion du crâne qui obstrue le passage. Mais, la position des fontanelles sur le plancher pelvien montre que la tête est descendue d'aplomb,

son diamètre vertical ou trachélobregmatique, restant parallèle à l'axe droit de l'excavation, l'O. F. correspondant à
l'oblique gauche et non pas le sous-occipitobregmatique,
la circonférence occipitofrontale perpendiculaire à la ligne
droite de descente. Sur le fond du bassin seulement se pro-
duirait la flexion céphalique ; poussé par la force utérine,
le front pressant sur le coccyx et l'extrémité du sacrum,
forcerait le menton à se rapprocher de la poitrine, tandis
que l'occiput avancerait dans l'arcade sous-pubienne ; mais
dès lors, l'on est en face du dégagement

En résumé, ce qu'il faut noter avec soin dans la théorie
de Fabbri, c'est l'absence de flexion initiale qui fait engager le cercle céphalique occipitofrontal et non le sous-
occipitobregmatique, la situation perpendiculaire des plans
horizontaux de la tête sur la ligne droite de descente,
tandis qu'ils se trouvent obliques par rapport à tout axe
courbe ; c'est encore l'axe total formé de deux lignes droites unies à angle presque droit, l'état oblique de la présentation sur la ligne de dégagement, enfin la situation de
l'axe total dans le plan médian antéropostérieur du bassin.

Kueneke. — Kueneke (1) (de Berlin), en 1869, a écrit un
phénomène du travail auquel il donne le nom de mouvement synclitique ou synclitisme. Ce n'est autre chose que le
parallélisme des plans pelviens décrits dans la théorie de
Nœgelé et des plans horizontaux céphaliques. Pendant la
descente la tête n'est jamais oblique par rapport aux plans
pelviens traversés, et, si nous considérons par exemple, la

---

(1) KUENEKE. — Die vier Factoren der Geburt, etc. — (Berlin,
1869).

circonférence sous-occipitobregmatique, elle sera constamment parallèle à chacun des divers plans du bassin. Ce
phénomène peut se traduire encore d'autres manières. On
peut dire que chaque plan horizontal céphalique sera toujours perpendiculaire à l'axe du plan pelvien traversé (lequel est pour Kueneke l'axe parabolique de Nœgelé), ou
comme Kueneke lui-même que le point descendant le premier est sur la suture sagittale, et comme Matthews Duncan que le point d'intersection des diamètres antéro-postérieur et transverse des divers plans, se trouve toujours cor-
respondre à la suture sagittale. Nous croyons, par ces définitions multiples, bien faire saisir le synclitisme. C'est en
somme le maintien des grands plans de la présentation
dans une situation perpendiculaire à l'axe de Nœgelé.

Voyons, en effet, le mécanisme du synclitisme d'après les
auteurs de ce mot qui désigne une chose ancienne, présen-
tée sous un nom nouveau, la direction courbe de la ligne de
descente. Kueneke considère l'excavation comme un canal,
incurvé en avant et divisé par une foule de plans transversaux divergent vers le sacrum. Ce sont les plans bien con-
nus du bassin décrits par Nœgelé. Au niveau de chacun
d'eux la tête exécute un mouvement tournant en vertu duquel elle se trouve toujours parallèle au plan qu'elle atteint
et dont la symphyse est le point d'appui. Le diamètre céphalique transverse est une sorte de bras de levier mobile autour de la symphyse comme centre et décrivant un arc de
30°, mesure de la différence d'inclinaison des deux détroits.
Le détroit inférieur doit du reste être représenté par une
ligne tirée du bord inférieur symphysaire à la pointe sacrée
et non au coccyx. La cause pour Kueneke de la situation
synclitique de la tête dans la dernière moitié de sa descente
est la convergence en avant du sacrum à partir de la troi-

sième vertèbre de cet os. Il en résulte que le crâne rejeté
en avant contre la symphyse y subit une pression arrêtant
de plus en plus la marche de l'extrémité antérieure du diamètre transverse. Ce diamètre descendant alors plus rapidement à son extrémité postérieure, peut ainsi conserver
son parallélisme avec chaque plan du bassin. Plus tard seulement, après la rotation intérieure, au synclitisme succède
un état opposé d'obliquité que Kueneke nomme enclitisme.
C'est un mouvement de flexion de la tête qui détruit la concordance de ses plans horizontaux et des plans pelviens, ou
plutôt périnéaux qu'il lui reste à traverser sur l'extrémité
inférieure de l'axe de Nœgelé.

Si nous comparons les doctrines de Nœgelé et de Kueneke,
nous voyons que ce dernier accepte toutes les idées du premier sur la forme du bassin et de sa ligne centrale. Il croit
à l'incurvation du pelvis en avant, aux plans transversaux
divergents, que par la pensée l'on peut y conduire, enfin à
la ligne directrice décrite par Nœgelé. En sorte que le mot
synclitisme devient un nom nouveau de l'axe de Nœgelé,
meilleur même, en ce sens qu'il tient compte du fœtus et
non-seulement du bassin. Car, c'est au point de vue unique
de l'inclinaison céphalique que diffèrent les deux auteurs
cités. Nœgelé décrit la tête oblique sur la ligne de descente ; Kueneke la décrit perpendiculaire. Pour le premier,
le point le plus bas, le point de présentation est le pariétal
antérieur ; pour le second c'est la suture sagittale. Mais tous
deux croient aux mêmes plans pelviens, à la même ligne de
descente suivie par le centre de figure de la présentation.
Les différences tiennent uniquement à des mouvements secondaires, à des mouvements de *rotations*.

M. Duncan (1), a combattu le synclitisme de Kueneke, par de nombreuses raisons, que je ne puis rapporter ici ; j'en citerai cependant une ayant trait au mécanisme invoqué par Kueneke. « La description que Kueneke donne du mécanisme du mouvement synclitique, dit Duncan, est scientifiquement incorrecte, car elle suppose que la réaction est plus grande que l'action. Kueneke dit que la paroi postérieure du canal génital, appuyant sur le côté gauche de la tête qui repose sur elle, fixe complètement ou à peu près sur la symphyse pubienne le côté opposé, le côté droit de la tête, de telle sorte que cette extrémité droite du diamètre transverse du crâne devient l'extrémité fixe d'un levier qui est représenté par ce même diamètre. Si nous supposons qu'aucune autre force n'agit, les pressions appliquées aux deux extrémités du diamètre transverse de la tête doivent être égales et opposées, et, dans cette situation, il n'y a aucune tendance à ce que l'une des extrémités de ce diamètre descende, par suite du frottement, plus lentement que l'autre. Mais il y a, en réalité, une autre force dont l'action se fait sentir, c'est la force expulsive dont la direction est telle que, inévitablement, elle rend plus considérable la pression exercée sur la paroi postérieure, ou sur l'extrémité gauche du diamètre transverse du crâne ; le frottement, contrairement à ce que pense Kueneke, doit donc être beaucoup plus considérable sur la paroi postérieure que sur la paroi antérieure du bassin ». En d'autres termes, dans l'hypothèse de la ligne de Nœgelé comme ligne de progression, Kueneke, au lieu d'expliquer le mouvement synclitique par un retard de l'extrémité antérieure du diamètre céphalique transverse,

---

(1) Matthews Duncan. — *Sur le mécanisme de l'acc. normal et pathol.* — (Traduit par Budin). — Paris 1876.

eut dû invoquer la marche plus rapide de l'extrémité postérieure, sous l'influence d'un changement de direction de la
force expulsive. On sait que sur le fond du bassin, les bosses
pariétales sont revenues sur le même plan horizontal, la
postérieure ayant cheminé plus rapidement que l'antérieure.
Hubert l'explique en disant qu'à mesure que la tête approche
du fond périnéal, son centre s'éloigne de la direction de l'axe
utérin, puisqu'il a déjà dû se ramener en avant pour suivre
la ligne centrale de Nœgelé. Si le centre de la tête est en
avant de la force motrice, sa moitié postérieure reçoit alors
une somme d'impulsion plus considérable. C'est là le principal
argument dont Kueneke eut dû se servir pour appuyer sa
théorie, puisqu'il croit à l'axe pelvien de Nœgelé. Mais pour
nous, qui croyons à une descente directe, nous ne pouvons
admettre que le centre de figure quitte la ligne de l'axe
utérin. Forcément la force expulsive s'applique au milieu du
diamètre transverse, et non à un point variable, comme cela
a lieu pour les diamètres longitudinaux ; et, si la bosse pariétale postérieure descend en réalité un peu plus vite que
l'antérieure, indiquant ainsi un synclitisme véritable mais
inachevé, nous en voyons la cause dans une rotation transversale sans effet sur le trajet du centre de figure en droite
ligne, et due, comme le dit Hyernaux, au frottement de
l'hémicrâne antérieur contre les pubis, ainsi qu'à la résistance de la lèvre antérieure boursouflée. Quoiqu'il en soit,
le mécanisme invoqué par Kueneke et celui proposé par M.
Duncan pour expliquer la réalité du synclitisme nous semblent inadmissibles.

Mais, si l'interprétation est fausse, il n'en résulte pas que
le fait soit lui-même inexact, et nous venons de voir qu'il
est réellement indiqué par la descente plus rapide de la
bosse pariétale postérieure. Nous examinerons plus loin ce

qu'il faut penser de la théorie même du synclitisme ; sans
m'y arrêter actuellement davantage, je vais exposer les
idées de José Moralès sur la descente.

José Moralès. — Nous avons vu plus haut comment cet
auteur considérait la forme du détroit supérieur, et comment
son étude anatomique s'appliquait à l'étude pratique de l'engagement dans le bassin normal. Si maintenant nous repre-
nons sa doctrine au point de vue de la descente, deuxième
temps de la progression fœtale, nous voyons que les deux
ellipses décrites au détroit supérieur se poursuivent tout le
long du bassin jusqu'à la vulve où elles se réunissent l'une
sur l'autre, se recouvrant exactement. Il admet le long du
bassin les plans pelviens de Nœgelé ; et chacun de ces plans
de l'excavation a pour parties constituantes deux ellipses
rapprochées en avant, écartées en arrière où elles sont réunies, non plus par une troisième courbe excentrique, comme
au détroit supérieur, mais par un arc de raccordement concentrique à l'excavation et horizontalement mené sur la
face antérieure du sacrum En sorte que si l'on se figure au
détroit supérieur les deux ellipses occupées toutes deux, il
n'y reste plus d'espace libre, parce qu'en arrière elles sont
réunies par une troisième courbe elliptique pleine, la saillie
du promontoire ; dans l'excavation au contraire, la courbure excentrique du promontoire fait place à la courbure
concentrique du sacrum, et quand bien même on se repré-
senterait les deux ellipses occupées, il y aurait toujours sur
la ligne médiane en arrière un espace libre dont les dimensions s'affaiblissent de haut en bas, parce que les ellipses
vont en se recouvrant de plus en plus en avant et diminuent
ainsi forcément de haut en bas la longueur de l'arc d'union
postérieur. Au détroit inférieur, dans le canal périnéal, à la

vulve, nous retrouvons toujours cette même figure géométrique, deux ellipses qui sur le plan vulvaire finissent par se recouvrir tout à fait, foyers sur foyers, axes sur axes, centre sur centre. Mais toujours en arrière existe un espace libre inutile dans le mécanisme du travail et dont la largeur va s'atténuant par degrés.

De cette description il résulte que le canal pelvien, comme le dit Moralès, est un canal courbe formé de « deux cylindres courbes (on dirait deux rampes de limaçon) à base elliptique, à concavité antérieure» lesquels, rapprochés par leur extrémité antérieure, vont du détroit abdominal à la vulve en se confondant peu à peu. Au détroit supérieur le promontoire les réunit ; au-dessous jusqu'à la vulve existe en arrière un espace libre de plus en plus étroit.

Or, c'est dans l'un ou l'autre de ces cylindres elliptiques que le fœtus évolue, en cas de positions obliques, positions normales, car Moralès met bien à part les positions transverses et directes. Il y a dans le bassin deux cylindres obliquement dirigés d'avant en arrière, l'un à droite, l'autre à gauche, à section horizontale elliptique et à courbure générale antérieure; ils vont en se réunissant de haut en bas. La partie interne de chacun d'eux empiète sur la moitié correspondante du cylindre opposé, de telle sorte que sur une section horizontale, ils n'ont pas une paroi continue ; elle se divise en deux parties, une externe réelle formée par la section du ceintre osseux du bassin, une interne idéale. Quand la tête est placée en première ou deuxième position, elle répond au cylindre elliptique du côté droit ; en troisième ou quatrième, au contraire, au cylindre gauche, et, à mesure qu'elle descendra, la partie idéale du cylindre où elle est contenue empiétera de plus en plus sur celui opposé, en sorte que, s'il n'y a au dégagement qu'une seule et même ellipse; au détroit abdominal, au contraire, il y en a deux bien distinctes.

Mais si dans le bassin ainsi considéré nous découvrons au fœtus en position oblique deux cavités idéales de mouvement, il nous faut aussi reconnaître deux axes de descente, *deux axes de mouvement*, ainsi que les nomme Moralès. Nous voyons immédiatement en effet, qu'au détroit supérieur le centre de mouvement de la tête en position oblique ne correspond pas au centre du détroit supérieur placé sur le milieu du conjugué vrai, mais au centre même de l'ellipse occupée droite ou gauche. Dans les positions transverses ou antéro-postérieures seules, le centre de mouvement de la tête, ou ce que nous appellerons, nous, le centre de figure, coïncide avec le centre anatomique du détroit. Dans les obliques, le centre de la présentation répond au centre de chaque plan du cylindre elliptique traversé, lequel n'est jamais sur la ligne médiane antéro-postérieure du pelvis, mais à une distance latérale plus ou moins éloignée. Cette distance va du reste en diminuant peu à peu du détroit supérieur à la vulve où les axes des cylindres s'unissent à angle aigu. Ainsi, dit Moralès dans ses conclusions : « ..... 10° le canal pelvien a trois axes : l'axe général de l'excavation et deux axes secondaires ou de mouvement, qui sont les axes respectifs des deux cylindres sus-mentionnés. Le premier est parcouru par le centre de mouvement de la tête qui descend en position antéro-postérieure ou transverse ; l'un ou l'autre des deux autres est suivie par le centre de mouvement de la tête en position oblique. »

En terminant ce qui a trait aux idées de Moralès, j'insisterai sur la courbure antérieure attribuée à chacun des cylindres d'évolution fœtale, d'où il suit que la forme de chacun des axes latéraux secondaires « se rapproche beau-

coup d'un arc de cercle. » Plus loin, Moralès dit encore :
« L'axe total de l'excavation, dont la forme est courbe à concavité antérieure, ayant leurs extrémités presque perpendiculaires entre elles, hors du travail de l'accouchement,
devient, pendant le fonctionnement du bassin, presque circulaire, à cause du refoulement du coccyx en arrière et de
la distension que subissent le périnée et la vulve. Il coupe
dans cette dernière circonstance la cloison périnéale, con-
sidérée à sa place normale, dans sa partie moyenne. »

En somme, Moralès admet les plans pelviens de Nœgelé
dans toutes les positions. Quant à la ligne de progression
suivie par ce qu'il nomme le centre de mouvement de la
tête, c'est l'axe de Nœgelé dans les positions directes et
transverses, et un axe circulaire latéral dans les positions
obliques.

Telles sont, dans l'état actuel de la science, les principales théories de la descente. Je ne puis les critiquer l'une
après l'autre ; mieux vaut, croyons-nous, décrire la descente
ainsi que nous la comprenons : nous serons par là forcément
ramenés à discuter les opinions antérieures.

Et d'abord, dirons-nous, la descente a lieu en ligne droite ;
c'est suivant une ligne droite que la présentation descend
du détroit supérieur au fond du bassin dont le bec coccygien
est le centre. A ce sujet, nous acceptons complétement la
théorie de Fabbri. Comme nous l'avons montré dans notre
chapitre sur l'axe du bassin, les moules en plâtre de l'exca-

vation, l'étude attentive du pelvis, nous ont convaincu que l'on avait affaire à un canal droit. J'ajouterai ici que l'observation de la marche du travail confirme nos dires. Ne sait-on pas, en effet, que lorsque la tête repose sur le plancher du bassin, la suture sagittale répond au coccyx ? C'est là un fait dont le toucher rectal permet de s'assurer tous les jours et que désormais il ne nous faudra plus perdre de vue. M. Duncan parlant de la situation de cette suture au fond du pelvis, s'exprime ainsi : « la suture sagittale est coupée, ou à peu près, par l'axe prolongé en bas du détroit supérieur ; on peut constater sa présence juste au dessus du coccyx. » Or, comme pour nous le coccyx est le centre du fond du bassin, nous sommes en droit de dire : la descente a été directe. Sans doute, il est vrai, la sagittale a pu venir se mettre en rapport avec le coccyx par le seul fait d'un mouvement secondaire, d'une rotation à un moment quelconque le long d'une ligne courbe de descente. Nous verrons plus loin, à propos du synclitisme, que cette hypothèse ne saurait être admise. Duncan, dont nous avons pris les paroles à témoin, croit à l'axe de Nœgelé, parce qu'il ne saisit pas l'importance de cette situation de la sagittale sur le coccyx au point de vue de la rectitude de la ligne de descente ; ne sachant pas que le coccyx est le centre du fond du bassin, il le considère comme faisant simplement partie de la grande courbe postérieure pelvienne, si longtemps décrite en face de la hauteur symphysaire. Non, le bassin est un canal cylindrique à axe droit, allant du milieu du conjugué vrai au coccyx, centre du fond, et dont la vulve est une ouverture à la paroi antérieure. Comme Duncan, nous croyons que lorsque la sagittale répond au coccyx, à ce moment l'axe de progression change ; il traverse le pariétal antérieur pour se porter au centre de l'orifice antérieur, mais ce n'est plus pour nous la continuation par une courbure progressive de l'axe de la partie supérieure du pelvis ; c'est l'axe obstétrical du détroit inférieur, lequel, de l'espace sous-pubien, se porte horizontalement en arrière, rencontre la présentation sur le pariétal antérieur, coupe à angle presque droit l'axe droit du pelvis et se termine sur le sacrum à l'union des troisième et quatrième vertèbres. D'autre part, la ligne de descente continue sa route, coupe la sagittale ou à peu près et vient tomber sur le coccyx. Nous allons poursuivre la démonstration de la rectitude de la descente, en étudiant la doctrine du synclitisme.

Ce mot, créé par Kueneke pour caractériser le parallélisme des plans céphaliques descendant et des plans pelviens traversés, après ce que nous en avons dit plus haut, n'a pas besoin d'explications nouvelles. Nous avons vu aussi que les deux théories de Nœgelé et de Kueneke sont similaires, en ce sens que toutes deux admettent les mêmes plans pelviens et la même ligne parabolique de descente, l'axe de Nœgelé. Les différences ont trait à la situation respective des plans horizontaux céphaliques sur cette ligne de descente. Pour Nœgelé, la présentation est oblique, inclinée sur l'axe dès le début jusqu'à la sortie hors de la vulve, et du centre de figure la ligne courbe sort en coupant le pariétal antérieur, point le plus bas, tandis que la suture sagittale se trouve en arrière, plus près du sacrum que des pubis. Pour Kueneke, au contraire, les plans horizontaux céphaliques sont toujours perpendiculaires à la ligne de descente qui, du centre de figure sort en coupant constamment la sagittale, point le plus bas, de présentation, toujours placé au milieu de chaque diamètre antéro-postérieur du canal pelvien. Au dégagement seul, Kueneke admet une situation oblique, l'enclitisme.

De cette étude comparative, nous retiendrons que le mot synclitisme représente la doctrine de Nœgelé élargie par l'addition des mouvements spéciaux de la tête fœtale, je veux dire, des rotations. Il signifie deux choses : du côté de la mère axe de Nœgelé, du côté de l'enfant mouvements rotatoires céphaliques. Mais si pour le synclitisme ces rotations constituent la question importante, pour nous qui étudions la descente, la ligne suivie par le centre de figure en marche à travers le bassin, elles deviennent tout à fait secondaires. Au commencement de notre thèse, nous l'avons dit : il y a dans le mécanisme du travail un grand mouvement de *progression* qui se résume dans l'étude de l'axe pratique et des mouvements secondaires ou *rotations* autour de divers axes céphaliques. Il nous importe peu que la tête soit inclinée ou perpendiculaire sur sa ligne de descente, pourvu que cette ligne soit une droite. Pourvu que le centre de figure descende directement, peu nous importe que la tête incline ses plans dans tel ou tel sens. Kuencke a fait de la descente une étude synthétique, réunissant la ligne de progression et les rotations. Nous, nous ne pouvons considérer que la ligne de progression, les rotations étant des mouvements secondaires sans influence sur la direction de notre ligne de descente.

Du reste, ceux qui croient à l'axe de Nœgelé ne sauraient accepter le synclitisme de Kuencke, le parallélisme des plans horizontaux céphaliques et des plans pelviens traversés. Si le synclitisme était vrai, la suture sagittale devrait se trouver constamment sur le milieu de chacun des diamètres antéro-postérieurs du bassin. Comment alors expliquer au bas de la descente le rapport de cette suture avec le coccyx ? C'est là un fait d'observation journalière, admis par tous, et sur lequel il ne peut exister de discussion ; mais n'est-il pas évident que si la suture répond au coccyx, elle ne se trouve plus sur le milieu du diamètre pelvien antéro-postérieur correspondant, et que les plans horizontaux céphaliques sont devenus obliques aux plans atteints du bassin. Donc, à ce moment, sur la ligne courbe de descente, il y a enclitisme et non synclitisme.

M. Duncan admet qu'il y a synclitisme dans la portion supérieure de la descente et qu'à partir seulement d'un plan transversal passant par le milieu de la troisième vertèbre sacrée la tête devient encline. Dans notre opinion, il y a enclitisme dès le début de la descente ; l'engagement seul est synclitique, et comme à partir du détroit abdominal l'axe de Nœgelé se porte en avant, même dans sa portion rectiligne supérieure, il en résulte une inclinaison de la présentation sur cet axe, lequel ne traverse plus la sagittale mais un point situé sur le pariétal antérieur. Pour que le synclitisme subsiste malgré la courbure progressive de l'axe de Nœgelé, il faudrait admettre une rotation céphalique transversale reportant la sagittale en avant, mais alors jamais cette suture ne devrait répondre au coccyx, fait capital que la théorie de Kueneke devrait nier. Il y a enclitisme dès le début de la descente, enclitisme peu marqué dans la portion supérieure du pelvis, de plus en plus accentué au contraire dans la moitié inférieure.

Cette concordance du coccyx et de la suture sagittale qui, dans l'hypothèse de l'axe parabolique de Nœgelé, nous a fait nier le synclitisme de Kueneke, va de nouveau être reprise par nous pour achever la démonstration de la rectitude de la descente. Nous partons de ce fait que l'on ne peut refuser d'admettre, le rapport de la sagittale et du coccyx, à la fin de la descente. Pour se placer dans cette situation la suture examinée a pu prendre deux voies différentes, une ligne droite ou une ligne courbe.

Si nous raisonnons dans l'hypothèse d'une ligne droite de descente, le mécanisme du mouvement peut être expliqué de deux manières. Ou bien, et c'est, croyons-nous, le mécanisme réel, de l'engagement à la fin de la descente le centre de figure et la suture sagittale restent dans le prolongement de l'axe du détroit supérieur et les plans céphaliques horizontaux obliques par rapport à l'axe de Nœgelé, sont constamment perpendiculaires à notre axe droit de descente. La tête avance ainsi jusqu'à ce que la sagittale atteigne le coccyx. Ou bien le centre de figure seul suit une ligne directe sur laquelle les plans horizontaux céphaliques occupent une position oblique quelconque ; seulement à un moment donné de la descente, se produit un mouvement secondaire, une rotation transversale à sens antérieur ou postérieur qui reporte la sagittale sur le prolongement de l'axe droit. Mais c'est là un mouvement absolument secondaire dont la connaissance utile au point de vue du synclitisme ne l'est plus pour nous qui recherchons seulement la ligne de progression. Du reste ce mouvement rotatoire supposé n'a jamais été décrit. De même, si nous raisonnons dans l'hypothèse d'un axe courbe, les rotations transversales peuvent expliquer les rapports de la sagittale et du coccyx. Admettons qu'au bas de la descente, le centre de figure de la présentation suivant la courbe de l'axe de Nœgelé, la sagittale se trouve plus ou moins obliquement disposée soit en avant, soit en arrière de la ligne courbe décrite ; dans le premier cas, du centre de figure la ligne de descente continuerait sa route en coupant le pariétal postérieur ; dans le second au contraire, en coupant le pariétal antérieur. Mais, dans les deux hypothèses, il est clair qu'une rotation transversale peut modifier la position de la sagittale, sans que le centre de figure quitte sa ligne courbe de descente. Si la sagittale est près des pubis, une rotation transversale peut la reporter en arrière sur le coccyx, tandis que le centre de figure continue son trajet circulaire ; de même encore, si la suture est en arrière, près du sacrum et au-dessus du coccyx, une rotation transversale à sens antérieur peut la conduire sur le coccyx, la ligne de descente gardant sa courbure. Bien mieux, en ce dernier cas, il n'est pas nécessaire d'admettre une rotation ; le seul mouvement circulaire de la descente suffit à faire suivre à la sagittale une ligne courbe postérieure le long du sacrum qui l'amène peu à peu au-devant du coccyx.

Quoiqu'il en soit, ces mouvements de rotation que je viens de supposer au bas d'une descente, droite ou courbe, sont inadmissibles. Ils n'ont jamais été décrits, parce que n'existant pas ils n'ont jamais été observés.

Avec l'hypothèse d'une descente courbe une seule explication reste possible, la réalité de l'inclinaison antérieure de la présentation décrite par F. C. Nœgelé, comme une inclinaison normale. En effet, la sagittale se trouverait près du sacrum à la fois derrière l'axe de Nœgelé et notre axe droit pelvien : Or, plus l'on va de haut en bas, plus la ligne de Nœgelé et notre ligne droite divergent l'une de l'autre : par conséquent, le mouvement même circulaire de la descente dans la théorie de Nœgelé, tend de plus en plus à porter sur la direction de notre axe droit la sagittale de haut en bas et d'arrière en avant, de telle sorte, qu'au bas de la descente elle pourra reposer sur le coccyx, coupée alors par l'axe droit, tandis que le centre de figure sur l'axe de Nœgelé se trouve en avant. Pour avoir le droit de dire que la situation de la sagittale sur le coccyx tient à la rectitude de la descente, il nous suffira donc actuellement de combattre l'inclinaison de Nœgelé.

C'est en 1819, dans un travail original publié dans les archiv für die Physiologie de Meckel sous le titre de *Ueber den Mechanismus der Geburt,* que Nœgelé a pour la première fois décrit au détroit supérieur l'inclinaison de la présentation. Pour lui, la protubérance pariétale droite se rapproche du centre du détroit ; l'oreille droite s'atteint avec facilité et la suture sagittale est plus près du promontoire que des pubis. Bien des auteurs ont depuis lors combattu cette description ; je ne rappellerai que les plus importants.

Velpeau, Cazeaux, West (1) croient à l'entrée directe de la tête fœtale dans le pelvis. Leishman introduisant dans le bassin une tige rectangulaire coudée à angle droit la plaçait de telle sorte qu'une extrémité correspondait au coccyx et l'autre à peu près au centre du détroit. L'extrémité supérieure se trouvait alors en rapport avec la suture sagittale. Malgré la difficulté d'obtenir ainsi des résultats bien exacts, ils ont été suffisants pour confirmer l'opinion de Leishman sur l'engagement direct.

Kueneke, par l'introduction simultanée du médius et de l'index, comme pour la mensuration du conjugué diagonal, s'est aussi convaincu que la sagittale occupait le centre du détroit. Il n'y a donc pas inclinaison de la présentation en avant et les pariétaux franchissent ensemble le plan du détroit.

Pour Duncan, si à l'entrée du bassin le pariétal droit est la partie la plus basse, c'est une conséquence nécessaire de

---

(1) WEST. — *Glasgow médical journal,* 1857, page 304.

l'inclinaison du bassin amenant sur l'horizon une inclinaison parallèle de la présentation ; mais « les deux pariétaux arrivent ensemble au détroit supérieur, et le traversent simultanément », la sagittale également distante du promontoire et des pubis. La présentation s'avance ainsi dans la direction de l'axe du détroit supérieur prolongé ; et dès que la tête arrive près du plancher, la suture se rapproche en effet du sacrum, à cause de la convergence même de cet os en avant ; à ce niveau, remarque Duncan, l'opinion de Nœgelé est exacte, non pas, parce que la sagittale s'est portée vers le sacrum, mais, parce que le sacrum lui-même s'est rapproché d'elle. Synclitique dans la partie supérieure de l'excavation, d'après Duncan, la présentation devient oblique dans la moitié inférieure, parce que le sacrum se courbe en avant et que la ligne de descente (axe de Nœgelé pour Duncan), suit elle-même cette incurvation pour se porter en avant et ne vient plus couper la sagittale mais le pariétal antérieur.

Schrœder observe de son côté que l'on a rarement l'occasion de suivre l'engagement sur un bassin normal « mais que cela a lieu bien plus souvent, lorsque le bassin est modérément rétréci dans son conjugué ». Au temps de Nœgelé ce bassin atteint d'un léger degré d'angustie n'était pas connu ; il est très-fréquent, et comme en ces cas la sagittale passe réellement plus près du promontoire que des pubis, Nœgelé a pu prendre l'exception pour la règle. Du reste, ainsi que l'a bien montré Cazeaux, le fait même de toucher par la vulve, c. à. d. par un plan presque perpendiculaire au détroit supérieur conduit le doigt facilement sur le pariétal antérieur près de la symphyse, difficilement au contraire sur la portion postérieure de la tête dont la grande circonférence est parallèle au plan du détroit.

Avec Cazeaux, Leishman, Kueneke, Schrœder, etc., nous
admettons que les pariétaux franchissent ensemble le détroit
abdominal en offrant la suture sagittale comme point le plus
bas de la présentation traversé par la ligne de descente.
Mais cette situation persiste ainsi pour nous, pendant tout
le second temps de la progression. Constamment la circonférence engagée, occipitofrontale pour Fabbri, ou sous-occipitobregmatique, reste perpendiculaire à une ligne droite de
descente qui traverse à la fois le centre de figure de la présentation et la suture sagittale. Synclitique au plan du
détroit, la tête dès le commencement de sa descente devient
de plus en plus enclitique par rapport aux plans pelviens de
Nœgelé et son centre de figure ne se porte pas en avant le
long d'une ligne courbe ; il descend droit dans la direction
de l'axe du détroit supérieur prolongé, jusqu'à ce que la
sagittale atteigne le coccyx. Quant à l'existence de mouvements secondaires ou rotations, dont le résultat eut été pendant cette descente directe de faire à un moment donné cor-
respondre la sagittale et le coccyx, nous ne saurions l'admettre, ces mouvements jusqu'à présent n'ayant jamais été
décrits, hormis la seule inclinaison latérale de Nœgelé depuis longtemps battue en brèche. Par conséquent, du détroit
supérieur au fond du bassin, le centre de figure et la sagittale s'avancent sur la même ligne droite de descente, et
la présentation est enclitique par rapport aux plans et à l'axe
courbe de Nœgelé, de telle sorte, que plus la descente est
basse, plus la sagittale s'atteint difficilement, plus au contraire le pariétal antérieur tend à s'offrir en face de l'ouverture vulvaire. Il en résulte, que pratiquement il ne faut pas
définir, comme le fait Duncan, le point de présentation
celui traversé par l'axe du canal génital, mais bien, le
point le plutôt atteint. Au bas de la descente en effet, le

point de présentation, si dans notre théorie nous acceptions la définition de Duncan, serait la sagittale difficilement atteinte par le toucher vulvaire. Depuis le haut du pelvis, le point de présentation est pour nous le pariétal antérieur, naturellement atteint par le doigt, à cause de l'obliquité générale en arrière de notre cylindre pelvien.

Avant de terminer cette longue étude du synclitisme, qui nous a conduit encore à établir la rectitude de l'axe pratique suivi par le centre de figure de la présentation pendant la descente, nous voulons montrer comment Kueneke et Duncan, qui croient tous deux à l'axe de Nœgelé, nous fournissent dans leurs descriptions la preuve d'une descente rectiligne. Parlant de la cause du synclitisme : « Nous savons, dit Kueneke, que la ligne, qui représente la résultante des forces destinées à déterminer l'expulsion du fœtus, tombe à angle droit sur le plan du détroit supérieur, partage en deux parties égales son diamètre antéro-postérieur, franchit l'excavation du bassin et va traverser le coccyx ; cette ligne inclinée sur l'horizon forme, avec lui, un angle de 30 degrés. La question serait très-simple, si l'on pouvait démontrer que la symphyse est située de telle façon qu'elle converge dans cette direction de la résultante des forces expulsives, direction qu'on ne peut modifier. Si, pour le démontrer, on trace, au niveau de la symphyse du pubis, une ligne parallèle à cette direction, on constate qu'il n'y a de la part de la symphyse aucune convergence, pas même de parallélisme, mais au contraire, une divergence d'environ 10 degrés, car la symphyse est inclinée sur l'horizon, et forme avec lui un angle de 40 degrés. On ne peut donc, de ce côté, parler de la résistance de la symphyse, et par conséquent, du mouvement synclitique. Ce côté de la question, examiné seul, tendrait beaucoup plutôt à établir

la persistance du mouvement *orthophorique* à travers l'excavation... » On sait qu'il trouve la cause du synclitisme
dans la convergence du sacrum. Duncan dit d'autre part :
« Le crâne du fœtus traverse le détroit supérieur du bassin
directement ou synclitiquement, c'est-à-dire, sans obliquité
latérale, ou sans flexion latérale. Le point qui se présente
est situé *sur la suture sagittale*. Les diamètres transverse
et antéro-postérieur du détroit supérieur se croisent sur
cette suture. En ce qui concerne le sujet que nous discutons
actuellement (synclitisme), la tête du fœtus avance, sans
que ses rapports soient changés, dans la direction de l'axe
du détroit supérieur, jusqu'à ce qu'elle soit arrêtée par le
sacrum et par le plancher du bassin. Dans ce sens, elle
s'avance souvent sans changer de direction presque jusqu'au
moment *où elle appuie sur le coccyx*. Jusqu'à ce niveau,
sa descente a été *directe*, et s'est effectuée toujours dans le
même sens, parce qu'elle n'a rencontré aucune résistance
spéciale; l'axe vertical du crâne est toujours parallèle à l'axe
du détroit supérieur... La tête s'avance simplement sans
changer de position. Comme je l'ai déjà dit, elle descend en
général. un peu plus dans la même direction, jusqu'à ce
qu'elle rencontre la résistance offerte par la moitié inférieure du sacrum et le plancher du bassin, et elle conserve
sa situation primitive suivant l'axe du détroit supérieur ;
cet axe du détroit supérieur, prolongé en bas, traverserait
la *suture sagittale*. Mais. dès que la tête a dépassé le milieu
de l'excavation, dès qu'elle a franchi un plan transversal
passant par le milieu de la troisième vertèbre sacrée, elle
cesse d'être synclitique avec les plans qui suivent, et elle
ne reprend jamais la position synclitique qu'elle avait dans
la première moitié du bassin. On ne revoit jamais, dans la
moitié inférieure de l'excavation (à moins que la rotation de

la tête n'ait été si complète que la suture sagittale soit placée
suivant le diamètre antero-postérieur du bassin), l'axe du
bassin traverser la suture sagittale, il traverse un point situé
sur le pariétal antérieur. Le point d'intersection des diamètres
antéro-postérieur et transverse appartenant aux plans de la
moitié inférieure du bassin, ne se trouve jamais sur la suture
sagittale ». Au point de vue des faits observés, la description
de Duncan concorde exactement avec la nôtre ; nous différons seulement sur l'interprétation. Nous croyons bien, que
lorsque la tête est au bas de la descente, dans la situation
décrite par Duncan, l'axe de la progression se transforme ;
mais nous avons alors affaire à une ligne horizontale de
dégagement qui tombe sur le pariétal antérieur, tandis que
la ligne de descente rectiligne continue à traverser le centre
de figure et la sagittale. Le bassin est un canal droit où l'axe
de descente est droit ; si nous voulions transporter dans notre
théorie l'étude du synclitisme, nous verrions que la tête
enclitique, si l'on considère la ligne et les plans de Nœgelé,
devient synclitique par rapport à notre cylindre pelvien.
C'est qu'alors les plans menés à travers le bassin ne peuvent plus être ceux de Nœgelé. Ce sont des plans constamment parallèles entre eux et s'étendant du détroit supérieur au coccyx, tous traversés de haut en bas et d'avant
en arrière par l'axe du détroit supérieur prolongé. La sagittale et le centre de figure descendent le long de cette grande
ligne droite directrice, par conséquent obliquement en
arrière, la femme supposée debout, jusqu'à ce que la suture
repose sur le coccyx. Tout le long de la descente, les plans
horizontaux céphaliques, obliques par rapport aux plans de
Nœgelé, ont été parallèles à chaque plan pelvien perpendiculaire à la ligne droite de descente. Puisque le bassin n'est
pas incurvé, puisqu'on a affaire à un canal droit, il faut

tranformer les plans divergents de Nœgelé en plans parallèles coupant le pelvis, du détroit supérieur au coccyx. Dans ces conditions l'on pourra dire qu'il y a synclitisme tout le long de la descente, mais un synclitisme absolument différent de celui de Kueneke. Du reste, nous le répètons, le fait premier, fondamental est le trajet du centre de figure en droite ligne. Que sur cette ligne les plans céphaliques aient une obliquité quelconque, cela importe au point du vue du synclitisme et nullement à notre but unique, le trajet du centre de figure, la direction de la ligne de progression.

Il nous reste maintenant à examiner les idées de José Moralès. Son étude du bassin nous parait juste, en ce qui concerne l'existence de deux cylindres particuliers d'évolution fœtale. En première ou deuxième position, la tète est placée dans le cylindre du côté droit ; en troisième ou quatrième dans le cylindre gauche. Leur section horizontale est elliptique : ils se confondent par leur moitié antérieure, divergent au contraire en arrière. A mesure que l'on se rapproche de la vulve, ils vont se recouvrant de plus en plus sur la ligne médiane et ils se confondent complètement au niveau de l'éllipse vulvaire. De cette disposition résultent dans le bassin trois axes, l'un dans le plan médian antéro-postérieur, destiné aux positions anormales directes et transverses, et deux autres secondaires qui sont les axes des positions obliques, occupant la ligne centrale des cylindres elliptiques, c'est-à-dire contenus dans des plans antéro-postérieurs latéraux. Les trois axes se réunissent au centre du plan vulvaire. Mais, où nous différons de Moralès, c'est lorsqu'il donne aux cylindres décrits une courbure antérieure. Pour nous, on doit les considérer comme des cylindres coudés à angle à peu près droit sur le fond du bassin, de telle sorte qu'il y a une première partie verticale correspondant à l'axe droit de descente, et une seconde portion horizontale correspondant à la ligne droite de dégagement.

Notre axe total est celui de Fabbri, en ce sens qu'il est constitué par l'union d'une ligne droite de descente et d'une ligne sous-pubienne à très-légère concavité supérieure; mais, distinction importante, nous ne le renfermons pas dans un plan médian antéro-postérieur du bassin. Il est double; et, comme les axes secondaires de Moralès, chacun d'eux est contenu dans un plan latéral antéro-postérieur. Au détroit supérieur, confondus avec l'extrémité supérieure des axes de Moralès, ils descendent directement en arrière, ces derniers se portant au contraire en avant par une courbure régulièrement circulaire : en bas ils tombent sur le fond du bassin de chaque côté du coccyx, et, non plus sur l'extrémité même de cet os, comme dans la théorie de Fabbri ; dans la partie inférieure de l'excavation chacun d'eux est coupé à angle presque droit par une ligne de dégagement corespondante horizontale, qui se réunit d'autre part sur le plan vulvaire à la ligne de dégagement opposée, et à celle des positions transverses située dans le plan médian. Notons encore que les plans latéraux, où sont inscrites nos deux lignes de progression, ne sont pas parallèles au plan médian, mais bien obliques à cause de la tendance de plus en plus accusée des deux cylindres pelviens à se confondre. Les lignes de descente ont donc l'obliquité des cylindres ; elles sont dans le sens transversal d'autant plus écartées du milieu du bassin qu'on les considère à un niveau plus élevé ; à mesure que l'on descend, au contraire, elles se rapprochent de l'axe du détroit supérieur prolongé.

Ainsi, et pour nous résumer jusqu'à présent, dans un bassin normal, la tête s'engageant avec l'obliquité de Solayrès, la descente a lieu en ligne droite : mais cette ligne directrice est un axe de mouvement latéral, oblique de haut en bas et de dehors en dedans, analogue à celui de Moralès qui le décrivait circulaire. Il y a synclitisme de Kueneke à l'engagement, enclitisme au contraire depuis le haut du pelvis jusqu'à la vulve.

Nous ne considérons pas notre étude de la descente normale comme actuellement terminée. Ainsi que nous l'avons dit dans notre premier chapitre, le deuxième temps de la progression comprend le mouvement de rotation verticale, classiquement décrit sous le nom de rotation intérieure. Commencé souvent à la partie supérieure de l'excavation, il s'achève sur le fond du bassin, et c'est alors que J. Hubert place son complément du mouvement de descente, et Playfair son second mouvement de descente. Pour nous, le phénomène de rotation intérieure est secondaire ; c'est un fait accessoire du deuxième temps de la progression, et, dès que sur le plancher pelvien, il s'est effectué, le dégagement commence. A ce moment la tête indique bien, il est vrai, un léger mouvement de descente le long de la gouttière périnéale jusqu'à la vulve ; mais cela est dû à ce que, la nuque prenant point d'appui sur le bord inférieur symphysaire, la tête roule comme sur un pivot, et la ligne de dégagement décrit une concavité supérieure peu marquée.

Ceci dit, voyons ce que devient la position de la tête après la rotation verticale. Nous savons qu'avant le complet achèvement de ce mouvement sur le plancher, la suture sagittale est plus ou moins parallèle à l'oblique gauche, et répond au coccyx ; cette suture, ligne assez longue, est en même temps sur le côté droit du coccyx et près de cet os coupée par la partie inférieure de l'axe du cylindre elliptique du côté droit. Le point traversé est un point de la sagittale ou un point très-voisin ; car l'on ne peut exiger une exactitude géométrique. Celui de présentation, point le plus facilement atteint, est en avant sur le pariétal antérieur. C'est alors qu'au fond du bassin s'achève la rotation verticale ; par un mécanisme qu'il ne m'est pas permis d'apprécier ici, la situation de la tête tend à devenir directe et la suture sagittale se porte toute entière à gauche du plan médian antéro-postérieur. Kueneke décrit ainsi la situation de la tête après son mouvement de rotation : « Si nous suivons le diamètre antéro-postérieur du détroit inférieur sur le crâne, alors qu'il se trouve au niveau de cette partie du bassin, on verra que ce diamètre, partant du sommet de l'arcade pubienne, se trouve à 2 centimètres environ de l'extrémité postérieure de la suture sagittale au niveau de la petite fontanelle ; qu'il part de la branche droite de la suture lambdoïde ; qu'il se rapproche de la suture sagittale au fur et à mesure qu'il s'avance vers le front ; qu'il coupe cette suture sagittale, au moment où elle aboutit à la grande fontanelle ; que de ce point il gagne la partie antérieure du frontal gauche, passe sur sa tubérosité et enfin sur le côté de l'orbite gauche ». Duncan dit à son tour : Après que la tête a tourné « ...la suture sagittale toute entière est située à gauche de la ligne médiane antéro-postérieure ». A ce moment donc, si un plan médian antéro-postérieur coupait d'avant en arrière la présentation, il laisserait à droite la plus grande partie du pariétal droit, le frontal droit et la partie antérieure du frontal gauche ; à gauche, au contraire, se trouveraient l'occipital, le pariétal gauche et la partie supérieure du pariétal droit réunis par la sagittale, enfin la partie postérieure du frontal gauche. C'est-à-dire qu'il y a eu sur l'axe vertical une rotation dont l'effet a placé la sagittale dans une direction de plus en plus antéro-postérieure, et cela, remarque très-importante à notre avis, en tendant sans cesse à la reporter toute entière dans le côté gauche du bassin.

C'est là ce que nous voulons surtout bien faire observer : la sagittale a, par suite de la rotation verticale, un mouvement constant qui traduit le mouvement général de la tête et qui tend à la placer directement dans la moitié gauche pelvienne. L'extrémité antérieure du plan céphalique représentée par la section transverse occipitale a une excursion limitée ; l'extrémité postérieure au contraire ou la section frontale favorisée par l'arc de raccordement qui réunit en arrière les deux cylindres de Moralès se porte du cylindre droit au cylindre gauche. Ils sont confondus en avant, et l'occiput ne peut s'y mouvoir que d'une façon limitée, de gauche à droite, tandis qu'en arrière le front a toute liberté pour se transporter de droite à gauche, du fond du cylindre elliptique droit au fond du cylindre elliptique gauche. Il est aisé de se figurer ce mouvement, si supposant que le diamètre oblique gauche du fond de l'excavation simule la présentation, on le fait se mouvoir de telle sorte dans le plan qui le contient que son extrémité gauche se portant derrière la branche pubienne gauche, son extrémité droite aille par un arc de cercle beaucoup plus grand directement en arrière près de la ligne des trous sacrés.

Avant de continuer davantage l'étude de ce mouvement, nous voulons, maintenant qu'on [l'a bien saisi, répondre de suite à une objection bien naturelle. Ce passage de la sagittale à gauche traduit pour nous un mouvement général de la présentation, un passage parallèle du centre de figure du fond du cylindre droit au fond du cylindre gauche ; il n'est pas, comme on pourrait croire, le résultat d'une rotation qui tournerait la sagittale à gauche, pendant que le centre de figure continuerait à descendre en ligne droite sur le côté droit du coccyx. Jamais cette rotation latérale qui suppose au dégagement une inclinaison de la tête sur l'épaule gauche n'a été décrite. L'on connaît depuis longtemps au dégagement la rotation en vertu de laquelle le menton se rapproche d'abord de la poitrine et l'occiput s'éloigne de la face dorsale; l'on connaît aussi la rotation à sens directement opposé qui lui succède de très-bonne heure, faisant éloigner le menton du sternum et ployer l'occiput sur la nuque, mais jamais après le mouvement de rotation verticale l'on a décrit une inclinaison céphalique sur l'épaule gauche. Nous sommes donc nous-même autorisé à ne pas l'admettre. Au reste, si cette rotation latérale existait, le V, figuré par les branches de la suture lambdoïde, devrait être obliquement dirigé du côté droit et non directement en haut. Or, il est facile de s'assurer que, dans les circonstances normales, après la rotation intérieure, le V de la suture lambdoïde regarde directement en haut. Nous dirons donc que le transport de la sagittale à gauche du bassin n'est pas le fait d'un mouvement de rotation latérale; c'est un mouvement en totalité de la présentation, sur un axe céphalique vertical, à sens limité en avant, plus large en arrière et en vertu duquel la sagittale et le centre de figure se transportent du fond du cylindre elliptique droit au fond du cylindre gauche, grâce à l'arc de raccordement postérieur.

J'accorde que, souvent, ce transport n'est pas complet, d'ordinaire le dégagement se produisant avant le temps nécessaire; mais ce que nous désirons observer, c'est la tendance constante à sa production, grâce à ce mouvement progressif qui porte à gauche du plan médian antéropostérieur du bassin la sagittale et le centre de figure. Tandis que le front tourne de plus en plus en plus vers les trous sacrés du côté gauche, favorisé par la courbure du sacrum,

la fontanelle postérieure suit un trajet inverse d'arrière en
avant et de gauche à droite, l'occiput roulant sur la branche
ischiopubienne gauche, comme sur un centre. Il en résulte
une tendance, jusqu'à la vulve, de la présentation à passer
de plus en plus de la ligne de progression droite à la ligne
de progression gauche et à mettre son grand diamètre longi-
tudinal en rapport avec les diamètres obliques droits du
bassin. Il y a entrecroisement des lignes de progression.
Pour plus de clarté, l'on pourrait supposer que ce mouvement a lieu à un moment donné au bas de la descente sur un
seul et même plan horizontal ; mais il est bien certain qu'il
se produit par un trajet spiroïde échappant à toute analyse,
qu'il peut débuter avant la fin de la descente et se poursuivre beaucoup plus tard pendant le dégagement jusqu'au
plan vulvaire.

Quelle serait la cause de cet entrecroisement des lignes
de progression ? D'abord et surtout, le mouvement même de
rotation verticale, mais sur la ligne de dégagement entre en
jeu un facteur important, que l'on ne saurait passer sous
silence, je veux dire, la réaction du périnée. La rotation qui
à elle seule a sufi pour transporter dans la moitié gauche
du bassin la plus grande partie de la présentation et pour
lui donner une direction de plus en plus directe va dès lors
être puissamment secondée par les efforts périnéaux. Le
plan postérieur périnéal de Dugès, pour nous le fond du
bassin, repousse en avant la présentation dans le plan
vulvaire ; mais la direction ne peut se traduire par une
ligne directe. En grande partie située dans le côté gauche
du bassin, la tête doit se dégager sous la branche ischiopubienne gauche. Il y a là un point d'appui qui la force à se
diriger obliquement d'arrière en avant et de gauche à
droite. Donc, le long de la ligne de dégagement l'action du

périnée est telle, qu'elle s'ajoute à celle de la rotation verticale, toutes deux ayant pour résultat dernier de s'efforcer
de transporter la présentation du cylindre d'évolution fœtale droit dans celui du côté gauche, c'est-à-dire d'entre-
croiser les lignes de progression.

L'obliquité du dégagement d'arrière en avant et de gauche à droite relève donc de deux causes, la rotation même
primitive et l'effort ultérieur du périnée agissant sur une
tête favorablement placée. Nous insisterons particulière-
ment sur la direction oblique engendrée par le périnée.
Après la complète expulsion de la tête hors du détroit des
parties molles, on connait ce mouvement singulier qui la
tourne vers la cuisse droite. Gerdy le premier a montré
qu'il était le résultat d'une rotation intérieure des épaules
et non d'une détorsion du col. Depuis lors toutefois, la plupart des accoucheurs admettent que le grand mouvement de
rotation extérieure céphalique est précédé d'un léger mouvement à sens parallèle et paraissant véritablement dû à une
détorsion du col, telle que la comprenaient Baudelocque et
les anciens. L'action oblique exercée par le périnée explique bien l'existence de ce léger mouvement de torsion précé-
dant celui de rotation extérieure. Le front pendant le dégagement poussé du côté gauche se porte en effet naturellement
après l'expulsion sur la ligne médiane.

En résumé, le mouvement de rotation verticale est le début
d'un mouvement progressif jusqu'à la vulve, favorisé plus
tard par l'action de la sangle périnéale, en vertu duquel le
centre de figure de la présentation descendu dans le cylindre d'évolution fœtale du côté droit se met en rapport au bas
du pelvis, ainsi que la sagittale, avec l'extrémité inférieure
de l'axe du cylindre gauche ; il se porte ensuite au centre
vulvaire le long de la ligne de dégagement du côté gauche.

Ce fait du croisement des lignes de progression que nous cherchons à établir dans le mécanisme normal d'une position occipito antérieure, première ou troisième position du sommet, devient tout-à-fait indéniable en cas d'occipito postérieure. Il en est de même, du reste, pour les présentations de la face mentopostérieures. Toute position postérieure doit toujours, pour la face, et normalement pour l'occiput, décrire ce grand mouvement classique qui ramène sous les pubis, le menton ou l'occiput. Mais il en résulte, pour une quatrième position du sommet par exemple, que la tête engagée dans le cylindre elliptique gauche se dégage dans le cylindre du côté droit, puisque descendue dans le diamètre oblique droit, elle se place au dégagement dans le diamètre oblique gauche. De même encore, pour une mentopostérieure, le dégagement n'est possible que s'il y a rotation verticale suffisante pour transporter la tête du cylindre d'engagement au cylindre opposé. Dans ces divers cas, le croisement des lignes de progression, ébauché dans les portions antérieures, devient complet et forcément acceptable. Que la cause en soit telle ou telle rotation à un moment quelconque de la descente, peu importe à l'observateur, pourvu que le fait lui-même soit acquis.

CHAPITRE IV

Conséquences et Déductions.

Au terme de cette longue étude de la descente normale, au moment d'en déduire nos applications pratiques, nous observerons que tout ce que nous allons dire a trait uniquement aux bassins normaux ou du moins dont les détroits ne sont nullement rétrécis.

La descente, avons-nous dit déjà, est un temps de l'accouchement naturel plus important que l'engagement. C'est la phase du travail où s'observent le plus grand nombre de causes d'arrêts de la tête. Si nous mettons à part l'inertie utérine, dont l'étude ne doit point nous occuper ici, nous trouvons comme causes à signaler, les déflexions, les flexions exagérées, le défaut de courbure sacrée : généralement admises, nous les rapportons pour mémoire, sans vouloir nous y arrêter ; une cause concernant plus spécialement l'objet même de notre thèse, attirera notre étude ;

c'est la brièveté de la hauteur pelvienne, condition très-désavantageuse à l'achèvement régulier du travail.

Ce défaut de hauteur pelvienne peut être réel et tenir à ce que le bassin, bien que normal dans ses dimensions horizontales, offre une diminution des diamètres verticaux. Ainsi que l'observe Fabbri, le dégagement exige alors une dépression considérable et difficile du fond du bassin ; parfois même il ne pourra avoir lieu sans intervention, la fontanelle postérieure restant cachée derrière la symphyse. Aussi, l'abaissement du coccyx sous l'effort de la présentation, ne sert pas tant à allonger le diamètre coccypubien qu'à augmenter la hauteur pelvienne et par suite celle de l'espace sous-pubien, cette dernière permettant seule le dégagement. Mais, cette diminution de profondeur de l'excavation, en rapport avec une brièveté parallèle de la hauteur sous-pubienne, peut n'être qu'apparente et résulter chez une primipare d'une résistance périnéale exagérée. Il est clair que le même effet est alors obtenu, si le périnée, réagissant avec excès, retient la présentation au bas de la descente, derrière les pubis, et l'empêche de trouver sur l'arcade une ligne transversale assez large pour le dégagement.

La brièveté réelle de hauteur pelvienne, la brièveté secondaire par résistance du périnée sont bien connues ; mais il est au bas de la descente une cause d'arrêt du travail ignorée et qui agit en déterminant une brièveté relative de la hauteur du pelvis, c'est la rotation prématurée de la présentation autour de l'axe vertical. La tête, alors, au lieu de descendre jusque sur le périnée en longeant la paroi antérieure du bassin, se porte en avant, engage son occiput à la vulve de trop bonne heure, et, ne distendant plus en arrière le périnée, perd le bénéfice de cette sangle élastitique. Grâce à sa rotation hâtive, les diamètres céphaliques transverses, situés en arrière du bipariétal, peuvent s'engager à la partie supérieure de l'arcade pubienne, parce que le centre de figure a quitté la ligne droite de descente, mais le dégagement reste difficile, sinon impossible, la tête n'étant pas utilement refoulée en avant par l'action du périnée et, cela, à un niveau trop étroit de l'arcade. Cette rotation hâtive a donc eu pour effet une descente courbe dont les inconvénients apparaissent aussitôt dans un vice de dégagement.

Entraînant en avant le centre de figure de la présentation, cette rotation prématurée lui fait perdre le bénéfice du plancher périnéal. Car, c'est la conséquence primordiale de la descente en droite ligne, de conduire la présentation franchement sur le diaphragme inférieur du bassin. Il en résulte, en effet, dans l'accouchement naturel, deux faits importants pour l'achèvement régulier du travail, une déformation de la tête et la transformation en ligne de dégagement de la ligne de descente. Ces deux résultats de la situation de la tête sur le fond du bassin, grâce à une descente directe, demandent à être étudiés en détail.

On sait que le dégagement d'une tête volumineuse traversant la vulve s'accompagne d'un allongement considérable du diamètre sincipitomentonnier ; de tous les diamètres céphaliques, c'est le seul qui soit allongé ; or, il ne peut l'être, ainsi que l'a bien montré Budin (1), que par la dépression parallèle du frontal sous les pariétaux. Il faut que la pression du front à la nuque augmente la longueur du

____

(1) Budin. — *De la tête du fœtus au point de vue de l'obstétrique.* Paris, 1876.

menton à la petite fontanelle ; mais l'agent principal de
cette dépression frontale, c'est la résistance du sacrum dans
sa portion inférieure, résistance toute passive, demandant
pour être efficace que le front lui-même soit pressé contre
lui. Dans l'hypothèse d'une ligne courbe de descente, le front
se mettrait en rapport avec l'extrémité inférieure du sacrum
d'une façon trop minime pour être utile ; le même résultat
négatif s'obtiendra avec une rotation prématurée, et, dans
dans les deux cas, le front ne subira pas sur le sacrum la
dépression nécessaire à l'allongement du sincipitomentonnier. Ayons, au contraire, une descente directe, et l'on
voit que non-seulement le front et le sacrum se mettent largement en rapport, mais encore que le premier pressé par
la force expultrice y donne lieu avec facilité à la déformation
décrite. Nous concluons donc que l'allongement du sincipitomentonnier est une conséquence de la descente rectiligne,
puisqu'il ne pourrait se produire avec une descente en ligne
courbe. La propulsion directe de la tête est la cause de cette
déformation, et son existence devient à son tour la preuve
même de la descente en ligne droite. Si elle n'existait pas,
le sous-occipitobregmatique resterait au dégagement trop
grand, le sincipitomentonnier trop court. On pourrait nommer cette déformation, *déformation de la descente*, en faisant allusion aux autres déformations céphaliques produites
à l'engagement, telles que celle de Dohrn, etc.

Mais il est une autre conséquence importante de la descente rectiligne, qui ferait défaut avec une descente courbe
ou une rotation prématurée, c'est la transformation de la
ligne de descente en ligne de dégagement, transformation
toute sous l'influence de la réaction périnéale sur la présentation poussée par la force à tergo. Chez une primipare, à
vulve intacte, le périnée dans sa longueur ne peut se

transformer en une gouttière oblique en avant sur la ligne de propulsion, qu'autant qu'il est distendu au centre même de sa partie postérienre, le coccyx, et que ce cent e se trouve déprimé ; cette dépression aurait toujours lieu en avant de ce centre, si la descente était courbe, et le périnée ne bomberait pas dans sa région postérieure, ainsi qu'on l'observe pour tout accouchement normal, spécialement chez les primipares.

On connaît en effet l'énorme distension du plan périnéal postérieur de Dugès, le plan antérieur au contraire devant simplement par son ampliation considérable livrer passage au fœtus. On connaît au niveau de la région coccygienne cette colossale saillie due à l'effort exercé par la présentation, effort qui entr'ouvre l'anus, renverse à l'extérieur la muqueuse rectale et déchire même les bords de l'orifice. Marqués à ce niveau, ces effets ne peuvent qu'être le résultat d'une descente directe : avec une ligne de progression courbe, l'effort qui les engendre devrait porter plus en avant. Et, s'ils existent en arrière, c'est qu'ils ont un but extrémement important ; si, au bas de la descente, nous voyons intervenir ainsi l'élasticité des parties postérieures du périnée, c'est que la tête doit y subir un changement complet de direction ; la ligne droite de descente va s'y transformer en ligne de dégagement presque perpendiculaire à la première, parce que la vulve est située à la paroi antérieure du cylindre pelvien oblique en arrière. Aussi faut-il redouter tout dégagement commencé trop tôt à la suite d'une rotation intérieure hâtive ou encore à cause d'une arcade pubienne par trop large ; ces conditions, favorables en apparence, en ce qu'elles semblent devoir accélérer le travail, ont au contraire une influence fâcheuse, parce qu'elles empêchent la tête de se mettre en rapport largement et franchement avec la sangle périnéale ; conduite en avant du centre de ce diaphragme résistant et contractile, elle ne subira plus qu'une propulsion périnéale considérablement amoindrie. Dans les divers traités d'accouchements on trouve bien qu'un dégagement produit trop tôt est défavorable ; mais les raisons alléguées font défaut ou sont peu précises ; la cause réelle en est ignorée. Fabbri lui-même ne considère la facilité du dégagement qu'au point de vue de la hauteur pelvienne ; l'importance de la descente sur les parties postérieures du périnée pour transformer la ligne de descente en ligne de dégagement lui échappe.

Nous venons d'étudier les conséquences pratiques de la descente directe dans un accouchement normal et nous en avons vu l'utilité pour l'achèvement régulier du travail. L'hypothèse de la descente rectiligne explique bien les faits observés. C'est donc là une preuve indirecte mais puissante cependant, que la descente a réellement lieu en ligne droite. Nous allons maintenant passer aux déductions pratiques découlant de notre travail.

C'est ici que deviennent importants les résultats de la théorie d'une descente en ligne droite. Ce n'est plus la constatation ou l'explication des faits qui nous intéresse ; ce sont des préceptes qu'il nous faut formuler, guidé par notre étude de la descente, au point de vue de la pratique des opérations obstétricales, forceps ou extraction par les pieds.

1° Forceps. — Une revue rapide des préceptes classiques

nous est nécessaire ; nous examinerons d'abord les tractions manuelles du forceps ordinaire ou de Levret, puis les forceps à tractions mécaniques.

Forceps ordinaire. — Si la tête est au détroit supérieur, dit Chailly : « les tractions devront être faites suivant l'axe du détroit supérieur, c'est-à-dire en bas, autant que pourra le permettre le périnée.... ; » et plus loin : « à mesure que la tête descend dans l'excavation, on relève les manches de l'instrument et l'on fait des tractions suivant le sens de l'axe du détroit inférieur. » Chailly, du reste, parle peu du sens à donner aux tractions ; il s'occupe surtout des mouvements rotatoires. Ses préceptes sur la direction des tractions peuvent se résumer en la 16e de ses règles générales : « Les tractions doivent être faites pendant la douleur autant que possible, et toujours suivant la direction des axes du bassin. » Quant à la manœuvre même, on place une main à l'entablure, une main aux crochets, et toutes deux tirent en bas en confondant sur le centre de figure la direction des deux forces respectives. Tel était le procédé ordinaire de Chailly, qui est le procédé classique ; mais au détroit supérieur, il employait parfois une autre méthode. S'accroupissant devant le lit, il mettait l'extrémité des manches sur une épaule, les mains sur l'articulation et tirait en bas de toutes ses forces. Nous reviendrons plus loin sur l'utilité de cette manœuvre.

« Dans les applications au détroit supérieur, dit Joulin, les tractions doivent être faites directement en bas, mais non pas aussi en arrière que possible, comme on l'a dit. Ce serait méconnaître le mécanisme du forceps : la courbure sur le bord a été faite pour s'accommoder avec la courbure de l'excavation ; si on tire trop en arrière, l'extrémité des cuillers bascule en avant vers le pubis, et l'axe des tractions est très-défavorable. L'effort porte sur la région de la tête située en avant, et c'est justement l'extrémité opposée, en rapport avec le sacrum, qui s'engage la première dans le travail naturel : c'est également le point qu'on doit mobiliser d'abord dans l'accouchement au forceps. Il faudrait donc tirer très-en arrière avec un instrument droit ; mais avec un forceps courbe, il faut faire l'extraction de manière à ne pas déprimer fortement la commissure postérieure de la vulve. » Les mains se placent, l'une à l'entablure, l'autre aux crochets. On voit qu'il ne tire pas aussi en arrière que le font d'autres auteurs ; il amène mieux la tête en tirant un peu en avant, mais l'analyse de sa sensation est imparfaite. S'il réussit mieux, cela ne tient pas à ce qu'il empêche le mouvement de bascule des cuillers en avant, mais à ce que, ne tirant pas très-en arrière, il agit parallèlement à l'axe du détroit supérieur.

Tarnier (1) recommande au contraire de tirer au détroit supérieur aussi en arrière que possible. « La direction suivant laquelle on doit tirer varie suivant l'élévation de la tête. Au détroit supérieur, il faut tirer en bas et aussi en arrière que possible, encore ces tractions seront-elles dirigées trop en avant à cause de l'obliquité de l'axe de ce détroit ; puis on relève peu à peu le forceps... » « Le forceps retenu par le périnée ne peut jamais être dirigé assez en arrière pour entraîner la tête dans la direction de l'axe du détroit supérieur. » La manœuvre de Tarnier consiste à appliquer à l'entablure et aux crochets deux forces convergent au cen-

____

(1) Tarnier. — Article forceps du dict. de méd. et de chir. pratiques.

tre de figure du système à mobiliser ; pour que leur résultante se rapproche le plus possible de l'axe du détroit supérieur, il refoule en arrière la commissure postérieure dans les limites permises. Mais l'on voit bien que la direction des tractions n'arrivera jamais à être parallèle à l'axe du détroit prolongé ; toujours elle agira suivant une ligne oblique en avant, donnant ainsi naissance à un effort nuisible sur la face postérieure des pubis et tendant à entraîner la présentation sur une ligne courbe de descente. C'est le procédé classique de tractions manuelles.

H.-F. Nœgelé et Grenser s'expriment ainsi : « L'accoucheur saisit le forceps, en plaçant l'index et le médius d'une main sur les saillies latérales, et l'autre main à l'extrémité inférieure des manches ». C'est la situation classique des forces de traction, l'une à l'entablure, l'autre aux crochets. « La direction des tractions varie selon l'élévation de la tête, et se trouve suffisamment indiquée par la direction des manches, quand les cuillers sont bien appliquées. Lorsque la tête est dans l'excavation, il faut peut-être d'abord tirer un peu vers en bas, puis bientôt dans une direction horizontale...... » — Si la tête est élevée, Nœgelé tire « directement en bas » ; il ajoute : « quand il existe une disproportion entre la tête et le bassin, l'on a recommandé (Osiander) d'appliquer la main droite, en étendant le bras, sur le point de jonction, et d'y exercer de haut en bas une pression graduellement plus forte, pendant que la main gauche fait exécuter aux manches des mouvements de latéralité ou de rotation ». Grenser écrit en note : « ...Nous proposons le procédé suivant au lieu de celui d Osiander : Après avoir fermé convenablement le forceps, on applique autour du point de jonction un lacs ordinaire, fait d'une sangle solide, large d'un pouce, qu'on entortille, d'autre part, autour d'une main, placée immédiatement au-dessous de l'articulation, et on tire vigoureusement sur ce point, directement en bas, tandis que l'autre main, placée en pronation, saisit, comme d'ordinaire avec l'index et le médius, les saillies latérales de l'instrument, et imprime des mouvements de rotation aux manches : on continue jusqu'à ce que la tête ait franchi le détroit supérieur rétréci et soit arrivée dans l'excavation ». Nous examinerons plus loin la valeur de ces divers procédés.

J. Hubert résume ainsi ses opinions sur le forceps comme instrument de traction : « Si le détroit supérieur est franchi, le forceps doit être considéré comme remplissant toutes les conditions voulues, car il peut être placé et constamment maintenu sur la ligne centrale du bassin, de sorte qu'en tirant successivement d'après la courbe de cette ligne, la puissance se trouve toujours directement opposée à la résistance. Aussi les partisans les plus décidés du levier reconnaissent-ils, dans ce cas, la supériorité du forceps, du moins si la tête se présente par ses petits diamètres...

Si le détroit supérieur n'est pas franchi, l'action du forceps ordinaire laisse toujours à désirer, car il ne peut être placé dans l'axe de ce détroit, de sorte que la puissance n'est jamais opposée directement à la résistance et qu'elle se perd, en partie, en pressions nuisibles contre les os du bassin.

Nous croyons avoir démontré que, dans ces conditions, ce qu'il y a de mieux à faire, c'est de saisir le forceps, non par ses crochets comme on l'enseigne et comme on est trop tenté de le faire, mais aussi près que possible de la vulve, pour tirer de là, d'après une ligne passant par le centre de la tête du fœtus.

Toutefois, même ainsi dirigés, les efforts vont encore se

décomposer en une force extractive directement opposée à la résistance et en une force compressive s'exerçant perpendiculairement sur la face postérieure des pubis.

Cet inconvénient n'est que trop réel et voici ce que nous proposons pour y remédier... » C'est, on le sait, l'emploi d'un forceps dont les manches se reportent en arrière sous le périnée, forceps en *S* italique, où la traction se fait dans la direction de l'axe du détroit supérieur.

Mais Hubert ajoute : « A défaut de la modification que nous proposons, il est d'autres moyens de donner aux tractions une direction qui se rapproche de celle de l'axe du bassin. Depuis plusieurs années déjà, lorsqu'il rencontre un obstacle considérable dans le diamètre sacropubien, M. Couzot (de Dinant), place la femme dans une position qui lui permette d'appuyer le genou sur l'entablure du forceps, dont il se borne à fixer les crochets.

Nous plaçons un lacs très-solide au dessus ou autour du pivot, pendant que d'une main nous tirons aussi sur l'entablure et que de l'autre nous soutenons les crochets en leur imprimant de temps en temps quelques petits mouvements latéraux.

Le forceps est ainsi transformé en un double levier interpuissant, puisque le point d'appui est aux crochets, la force à la jonction des branches et la résistance aux mors chargés de la tête. Il agit donc d'après la courbe que les cuillers tendent à décrire et comme cette courbe est d'abord dirigée en arrière, l'effort aussi a cette direction, et s'il s'éloigne un peu de l'axe du détroit, c'est en arrière et non en avant comme le fait le forceps dans l'application ordinaire.

Il n'y a qu'un inconvénient à ce mode d'emploi et nous l'avons déjà signalé : si la tête n'est pas parfaitement saisie, les cuillers glissent plus facilement en arrière, en déchirant

7

quelquefois la paroi postérieure du col ou du vagin ». Saisir
le forceps ordinaire près de la vulve en abandonnant les
crochets, comme le recommande Hubert, est préférable, en
effet, au procédé classique, car la traction s'exerce alors
toute, sous un angle plus petit avec l'axe du détroit supérieur prolongé que celle appliquée aux crochets ; par conséquent, la force compressive sur les pubis diminue en proportion.

Schrœder n'a aucun précepte spécial : « L'extraction de la
tête, dit-il, se fait en exerçant une traction puissante sur le
forceps, traction qui se transmet à la tête. Comme le canal
génital a un trajet qui correspond de haut en bas à une ligne courbe dont la concavité est en avant, la traction, pour
agir, doit, suivant la situation de la tête, dans les différentes
sections du bassin, être dirigée dans une direction différente.
Si la tête est encore élevée, la traction doit être fortement
dirigée en bas, et plus la tête se rapproche du point où elle
se dégage, plus il faut, pour répondre à l'axe du bassin, relever les manches, si bien que ces derniers, lorsque la tête
est au dégagement, se trouvent relevés sur la symphyse. »

Pajot (1) examine ainsi l'emploi de tractions manuelles
sur le forceps commun au détroit supérieur : « La cause
principale de la mauvaise direction des tractions par des
accoucheurs, d'ailleurs instruits, m'a toujours paru résider
dans une équivoque progagée inconsciemment par nos meil-
leurs auteurs.

Tous ont conseillé de tirer d'abord en bas et le précepte

---

(1) Pajot. — Examen du forceps à aiguilles *in Annales de gyné-
cologie.* — 1877.

semble excellent : « Le forceps appliqué au dessus du détroit supérieur exige des tractions portées en bas et en arrière autant que possible ». Qui donc y contredirait ?

Sans doute le précepte est bon, à la condition d'expliquer
l'équivoque qu'il renferme.

Tirer en bas ne veut pas dire, comme presque tous les
médecins le croient, tirer sur tout le forceps en bas, en se
pendant aux crochets.

Cela veut dire, tirer de façon que l'extrémité supérieure
des cuillers descende en bas et en arrière ; c'est la tête qu'il
faut tirer en bas et en arrière, manœuvre impossible à exécuter en attirant directement les crochets dans cette direction, car alors l'extrémité des cuillers, qui devaient
suivre la voie bas et arrière, bascule en bas et en avant.

Mais si la main gauche saisit vigoureusement l'instrument
tout près de la vulve et si les crochets sont portés par l'autre main d'abord en bas et un peu en avant, puis à mesure
de la descente de plus en plus en haut, *la main gauche
seule tendant à abaisser les cuillers*, jusqu'au moment où
les deux mains peuvent se reporter près des manches et tirer alors en relevant peu à peu l'instrument en dehors,
sans aller jamais jusqu'à le coucher sur le ventre de la femme.

Si cette manœuvre est exécutée ainsi, on se rapproche tel-
lement de l'axe vrai, que sa réalisation exacte n'aurait que
très-peu d'avantages ». La manœuvre que décrit Pajot se ré
sume à fixer les crochets et à appliquer la force le plus pos
sible près de la vulve. Les cuillers sont entraînés sur une
courbe dont les crochets sont le centre.

Tous les auteurs que nous venons de citer acceptent pour
ligne centrale du bassin une ligne courbe soit celle de Nægelé, soit celle de Carus ; si nous faisons abstraction des ma-

nœuvres spéciales recommandées pas quelques-uns, et encore au détroit supérieur seulement, on voit qu'à ce niveau le procédé classique consiste à placer une main à l'entablure, l'autre aux crochets et à tirer en bas et en arrière le long d'une résultante oblique en avant, partant du centre de figure de la présentation et descendant sur la commissure vulvaire postérieure refoulée en arrière. Ce refoulement a pour but de diminuer le plus possible l'angle des tractions avec l'axe du détroit supérieur prolongé, mais, jamais cet angle ne pourra être complètement fermé. Toujours l'effort oblique engendré produira une tendance constante de la présentation à se porter en avant, d'où pressions dangereuses sur les pubis et descente en ligne courbe. Car, la manœuvre reste la même pendant cette seconde phase du travail ; les deux forces convergent au centre de figure et leur résultante s'efforce sans cesse d'entrainer la tête le long d'une courbe, l'éloignant ainsi de plus en plus de la région périnéale postérieure, dont nous avons appris l'utilité dans l'achèvement régulier du travail.

Pour nous, appliquant nos données acquises, le précepte serait de tirer non-seulement au détroit supérieur, mais tout le long de la descente, de façon que la résultante des forces soit constamment parallèle à notre ligne droite pelvienne directrice. Le centre de figure de la présentation suivra ainsi forcément l'axe du détroit supérieur prolongé confondu avec l'axe droit de la descente, et comme nous le savons oblique en bas et en arrière, la résultante des tractions devra elle-même être dirigée en bas et en arrière, tant que la tête ne reposera pas sur le périnée. Peu importe la direction prise par le forceps, pourvu que les forces agissantes aient une résultante parallèle à la ligne droite de descente. Nous laissons du reste à dessein complètement dans l'ombre les divers mouvements rotatoires que l'on devra imprimer parfois au forceps ; la progression rectiligne du centre de figure dont nous connaissons les conséquences favorables nous intéresse seule. Les rotations mises à part, nous disons : il faut tirer la tête en droite ligne, jusqu'à ce qu'elle repose franchement sur le fond du bassin ; à partir du détroit supérieur, la traction doit diriger sur le coccyx le centre de figure de la présentation tout le long d'une ligne droite de descente, oblique en bas et en arrière.

Comment obtenir le résultat désiré ? Dans ce but, les forceps à trois courbures de Hubert, Moralès, Hermann, Tarnier, etc., spécialement créés pour l'engagement, peuvent être utilisés aussi pendant la descente. Grâce à une courbure des manches à concavité postérieure, les tractions bimanuelles se réduisent à une seule ligne elle-même confondue avec l'axe du détroit supérieur et sa prolongation pelvienne. En supposant donc qu'à l'engagement l'axe de l'instrument concorde avec l'axe du détroit supérieur, ces forceps seront encore utiles le long de la descente, à condition toutefois de modifier les préceptes de leurs inventeurs. Au lieu de porter peu à peu la traction en avant, lui faisant figurer un angle de plus en plus grand avec l'axe prolongé du détroit, il faut la maintenir constamment dans sa direction première. Jusqu'à ce que la présentation atteigne le périnée, la traction conservera sa direction.

Sans doute, en suivant le précepte classique, la tête finit par descendre ; mais, comme le montrent nos expériences dynamométriques sur le cadavre, le résultat exige une force bien plus considérable. La descente aura lieu sous l'influence d'une force exagérée, s'accompagnant au détriment de la parturiente d'une augmentation parallèle d'effort nuisible perdu sur la face postérieure des pubis. En somme, les forceps à trois courbures peuvent être utilement employés pour réaliser la descente droite dans la partie supérieure du pelvis ; mais observons qu'ils ne le peuvent plus à la partie inférieure : car, à mesure que les cuillers descendent, leur pression sur la fourchette forcera à ramener en avant la traction ; il y a là une impossibilité matérielle obligeant au bas de la descente à s'éloigner de l'axe du détroit pour ne pas blesser la commissure postérieure. Il vaut mieux, et cela est surtout beaucoup plus pratique, chercher à modifier le procédé classique de traction par le forceps ordinaire ou de Levret, à le transformer de façon à obtenir, par une application raisonnée des forces, une descente rectiligne du centre de figure céphalique ou plutôt du centre du système constitué par l'union de la tête et des cuillers, alors que la prise est suffisamment exacte pour éliminer les mouvements de glissement.

Déjà, dans le même but visé par les forceps à trois courbures, c'est-à-dire pour tirer au détroit supérieur dans la direction de son axe, quelques auteurs ont, à l'emploi du forceps ordinaire, apporté d'heureuses modifications, grâce à des moyens parfois singuliers, mais certainement plus efficaces que le procédé classique. Chailly fixe les manches sur une épaule et plaçant les deux mains sur l'entablure, tire directement en bas ; les cuillers tendent alors à décrire une courbe dont la longueur du forceps est le rayon, et qui se rapproche davantage d'une ligne droite que la courbe décrite par la manœuvre ordinaire. — J. Hubert place autour de l'articulation un lacs sur lequel un aide tire en bas, pendant que lui-même, d'une main, tire aussi sur l'entablure, et de l'autre soutient simplement les crochets : par là, il fait aussi décrire aux cuillers une courbe à plus long

rayon que la courbe des applications classiques. — Couzot
(de Dinant), obtient le même résultat en plaçant la femme
de telle sorte qu'il puisse appuyer le genou sur l'entablure,
en fixant simplement les crochets. — Par la même action
agissent les procédés d'Osiander et de Grenser. Le premier,
étendant complètement le bras droit, place la main correspondante sur la partie supérieure du pivot, et y exerce, de
haut en bas, une pression graduellement plus forte, pendant
que la main gauche, aux crochets, s'emploie uniquement
aux mouvements de rotations. Grenser lie l'articulation par
un lacs solide entortillé d'autre part autour d'une main
placée en dessous ; il tire alors vigoureusement et directement en bas sur ce point, tandis que l'autre main soutient
les crochets. — Pajot tire avec la main gauche seule, placée
à l'entablure, le plus près possible de la vulve, tandis que la
main droite soutient sans tractions les crochets. Ces divers
procédés se résument tous à transformer la courbe à petit
rayon des applications classiques en une courbe à plus long
rayon, la longueur du forceps. Plus les crochets, centre de
la courbe, seront immobilisés, plus sera parfait le résultat
obtenu ; la courbe se rapproche d'une ligne droite et agit
alors plus utilement. Observons que l'immobilité des crochets n'a trait qu'à l'effort constant imprimé par la traction
d'arrière en avant ; car, ils doivent décrire un mouvement
de bas en haut, à mesure que les cuillers descendent en
sens inverse dans le pelvis. Les crochets remontent peu à
peu, tandis que l'extrémité des cuillers décrit de haut en
bas un mouvement en arc de cercle autour de la ligne unis-
sant le centre des fenêtres, ou ligne de prise, mouvement
dont les excoriations par frottement sur la présentation sont
la preuve ; mais, le centre de figure du système descend le
long d'une courbe à grand rayon, la longueur du forceps,

courbe dont le centre, marqué par les crochets, s'est à chaque instant dép'acé de bas en haut. Toutes les méthodes rappelées ci-dessus, intéressantes à analyser, n'ont été conçues que pour l'engagement et sous l'influence d'un empirisme non raisonné ; leurs inventeurs savent que l'effort utile est plus facilement atteint, mais la cause est mal définie.

Voyons nous-même par quel procédé pourrait se réaliser une descente en ligne droite, en employant le forceps ordinaire. La solution théorique serait, que les mains placées, l'une aux crochets, l'autre au pivot, agissent toutes deux en bas et en arrière, parallèlement à la direction de l'axe du détroit supérieur prolongé ; mais, en pratique, cette manœuvre est difficile et les mains sont gênées dans son accomplissement. Un procédé plus commode est le suivant : la femme, supposée couchée sur un plan horizontal, il consiste à tirer de la main fixée à l'entablure en bas et en arrière, par rapport aux manches, et, au contraire, avec celle placée aux crochets en bas et en avant, de façon à obtenir, par la composition de ces deux forces, une résultante parallèle à la prolongation de l'axe du détroit supérieur, la force détruite par l'opposition des composantes servant à fixer le système au moins autant que la résistance de la tête. Si, employant un autre mode de tractions, la main du pivot tire parallèlement à l'axe, tandis que celle des crochets diverge, la résultante sera une ligne droite oblique en avant ; le centre de figure descendra le long d'une ligne obliquement dirigée en avant du coccyx, mais suffisante en pratique. Du reste, il est préférable de ne pas chercher une ligne exactement droite, mais une courbe à rayon telle qu'elle se rapproche de la ligne droite ; c'est qu'il nous faut en effet tenir compte des résistances rencontrées par la tête. Si les cuillers du forceps sont fixes, une force parallèle à l'axe tendra à imprimer un mouvement de rotation ; deux forces parallèles, appliquées à une certaine distance l'une de l'autre, diminueront cette tendance à la rotation par fixation des cuillers tenant la tête, mais cette tendance persistera néanmoins. C'est la tendance aux rotations par suite des résistances éprouvées dans la descente qui, dans l'application de nos données théoriques, doit nous faire procéder par à peu près et rechercher une courbe à long rayon, préférablement à une droite. Les méthodes empiriques destinées à l'engagement par leur créateur pourront, par nous, être employées avec fruit pendant la descente. Le rayon de la courbe sera assez grand pour qu'elle puisse être envisagée comme une ligne droite. De ces procédés, celui de Chailly nous paraît le meilleur, surtout si l'on a besoin d'une force un peu élevée ; les crochets sont solidement fixés sur l'épaule, et les mains ont à l'entablure une force considérable.

Tractions mécaniques. — Nous avons jusqu'ici raisonné dans l'hypothèse de tractions manuelles directes ; avec les tractions mécaniques, comment arriver à notre but, une descente relativement en ligne droite ? Ici encore il nous semble plus intéressant d'appliquer nos données au forceps ordinaire de Levret déjà modifié par l'adjonction de lacs tracteurs, que d'en poursuivre l'étude parmi les divers forceps mécaniques, tels que ceux de Chassagny, Joulin, etc. Nous ferons cependant exception pour le récent forceps de Tarnier, dit à aiguille indicatrice. Par l'angle fait entre les deux branches supérieures de préhension et les branches inférieures de traction, ce forceps, dans la prétention de son inventeur, a pour but à chaque plan du bassin traversé d'indiquer l'axe correspondant. La traction doit

s'exercer en décrivant avec la poignée des branches inférieures une grande courbe d'arrière en avant ; sous cet
effort la tête descend et l'angle des branches de préhension
avec celles de traction doit rester constant pendant toute la
manœuvre, les premières constituant une sorte d'aiguille
indicatrice dont les variations traduisent la mauvaise direction des tractions. Or, en employant ce forceps, M. Fochier (1) a vu se produire au bas de la descente le rapprochement des branches de préhension de celles de traction
par une disparition complète de leur angle, et pour obtenir de nouveau ce guide d'un effort bien dirigé, il fallait
porter en arrière les branches de traction. Ce phénomène
peut dépendre d'une simple flexion céphalique, si par exemple l'occiput se trouvant directement tourné en avant, une
rotation transversale à sens postérieur vient à se produire ;
les branches de préhension par là même sont dirigées en
bas sur celles de traction ; mais, cela peut tenir aussi à une
rectification de la descente. La traction est dirigée dans
l'hypothèse d'une ligne courbe de descente ; l'on entraîne
ainsi en avant le centre de figure normalement situé sur la
ligne droite pelvienne ; et, à un moment donné, la résistance de la paroi antérieure du bassin devient telle qu'elle
rectifie la descente courbe artificiellement produite et rejette
le centre sur la ligne droite de descente prématurément
abandonnée. N'est-ce pas là encore une preuve frappante
que la descente est bien rectiligne ? Admirablement conçu
au point de vue d'une idée inexacte, la descente courbe, le
forceps de Tarnier ne peut en pratique être accepté par

---

(1) FOCHIER. — *In Lyon Médical* (1877), La traction dans les applications de forceps à propos de l'instrument de Tarnier.

nous, puisque tout notre travail a pour but de soutenir un principe opposé, la descente droite. Dire qu'il a été employé avec succès ne saurait constituer une preuve de sa valeur : « On peut accoucher les femmes avec tout, dit Pajot, même avec des pincettes, ce qui n'est pas une raison de le tenter ».

Si donc nous cherchons à réaliser une descente relativement en ligne droite, par l'emploi de lacs attachés au forceps ordinaire, nous voyons que là encore il vaut mieux, comme dans les tractions manuelles directes, chercher à obtenir une ligne courbe de descente à très-long rayon. Un premier point fondamental se résume à fixer les crochets par les mains, à les soutenir sans tractions ; ils deviennent ainsi le centre de la courbe à décrire. Le second point est l'application de la traction à une région variable du forceps ; plus l'on se rapprochera des cuillers, plus la force dont on peut user augmentera, parce qu'elle agira sur un plus long levier. Pratiquement, il y a deux points d'élection, l'un à l'entablure, comme dans les tractions manuelles directes, l'autre aux cuillers. S'agit-il de placer la force à l'entablure ? la solution sera facilement réalisée en fixant au plancher un pivot, un clou quelconque auquel s'attache une moufle, adaptée par son autre extrémité à l'entablure, et dont la direction est parallèle à l'axe du détroit supérieur prolongé ; plus simplement, si l'on n'a pas de moufle à sa disposition, une double corde, au milieu de laquelle est établi un garrot, pourra servir utilement. Mais la force augmentera d'une bien forte proportion si, au lieu de la fixer à l'entablure, on la reporte aux cuillers, spécialement à l'attache du centre de figure de Chassagny, et l'exagération même de cette force devient une condition défavorable. Les crochets du forceps demandent à être soutenus fortement pour résister à cet effort oblique se décomposant en deux forces, l'une

dans la prolongation de l'axe du détroit supérieur, effort
utile, l'autre dirigé en avant, effort nuisible, dangereux
même, car il exerce sur la paroi antérieure du bassin des
pressions de plus en plus considérables à mesure que la
descente se produisant fait grandir l'angle des tractions sur
l'axe droit pelvien. Et lors même que ces pressions s'exer-
ceraient assez rapidement pour n'avoir pas de résultats
fâcheux, la tête, dans tous les cas, aura une tendance per-
manente à quitter la ligne droite de descente ; c'est là le
reproche fondamental concernant l'application des lacs tracteurs au centre de figure. Si en avant, au prix de dangers
pour la mère. la tête n'éprouve pas une résistance suffisante
et si les crochets ne sont pas énergiquement soutenus, elle
progressera le long d'une ligne courbe. On peut ainsi provoquer une rotation hâtive, suivie elle-même d'un dégagement prématuré ; nous en avons vu les conséquences défa-
vorables.

En résumé, si pour les tractions manuelles directes nous
donnons la préférence au procédé de Chailly, pour les tractions par les lacs, nous devrions théoriquement choisir
l'attache à l'entablure ; mais si l'emploi des lacs au centre
de figure a le défaut de provoquer une descente courbe, de
grands avantages rachètent d'autre part ce grave inconvénient. La tête peut, en effet, évoluer en toute liberté suivant
les résistances diverses ; les mouvements secondaires concomitants de la descente, les rotations ne subissent aucune
entrave, et le système constitué par l'union de la tête et des
cuillers progresse en s'inclinant sur tel ou tel axe avec la
plus grande facilité désirable. Aussi, cette indépendance
accordée aux rotations nous fait pratiquement accepter l'attache au centre de figure, alors que théoriquement nous
devrions préférer l'attache à l'entablure ; mais nous obser-

verons que les lacs de traction, pour réaliser le plus possible une descente droite, devront le plus possible aussi être rejetés en arrière sur la commissure postérieure vulvaire.

2° *Extraction par les pieds.* — Tendre toujours à extraire le fœtus dans la ligne droite pelvienne, tel est le précepte théorique. Dès le début même de l'extraction, les pieds seront entrainés en arrière vers le coccyx et non obliquement vers la vulve, comme on a une tendance naturelle à le faire. Cette direction sera conservée le plus longtemps possible ; et, quand les pieds devront être portés à la vulve, il faudra les tirer non pas au centre même du plan, mais en arrière sur la fourchette. Pour l'extraction du tronc, sans doute, cela n'a pas une grande importance ; mais pour l'engagement et la descente de l'extrémité céphalique, le précepte acquiert une valeur considérable qu'il est nécessaire de bien saisir.

Deux grandes méthodes d'extraction manuelle de la tête venant dernière se partagent la préférence, la méthode de Smellie ou de Veit et celle dite manœuvre de Prague. « Lorsqu'on ne réussit pas, dit Hubert, à extraire la tête par le procédé ordinaire, Scanzoni recommande d'en suivre un autre, employé depuis trente ans avec succès à la maternité de Prague. Nous le donnons ici textuellement en regrettant que la description n'en soit pas plus précise.

« Dès que les bras sont dégagés, on saisit les pieds d'une main et on abaisse, sans lui imprimer de torsion, le tronc de l'enfant, jusqu'à ce qu'il soit vertical. On applique l'index et le médius de l'autre main de chaque côté du cou, de manière que l'extrémité des doigts appuie sur la région susclaviculaire, et on opère une traction modérée et en arc de cercle dirigée de haut en bas et d'avant en arrière qui tende à dégager l'occiput. Aussitôt on relève les pieds et le tronc de l'enfant en les rapprochant de l'abdomen de la mère, ce qui dégage la portion de la tête dirigée en arrière et fait franchir l'anneau pelvien à cette dernière.

Quand la tête est déjà engagée dans le bassin, il faut omet_tre la première traction en bas de peur de léser le périnée et ne faire la seconde qu'au moment où l'on sera sûr que la tête est engagée dans le bassin ».

« Si nous comprenons bien, dit Hubert, cela signifie qu'il faut tirer en bas et en arrière aussi longtemps que le détroit supérieur n'est pas franchi, puis, en avant et bientôt en haut, lorsque la tête est descendue dans le bassin. Cette manœuvre ne diffère donc du procédé ordinaire, qu'en ce que la traction s'exerce exclusivement sur le tronc. » Kiwisch (1) est le premier qui aît décrit la manœuvre de Prague : « Lorsque la tête, dit-il, est encore élevée, on abaisse complètement le tronc vers le périnée de la mère, et l'on donne au diamètre transversal des épaules une direction propre à favoriser le passage de la tête à travers les diamètres du bassin auquel elle correspond, puis on applique les doigts en crochets sur les épaules, et on exerce une traction graduellement augmentée et dirigée en arrière. Si les douleurs font complètement défaut, on seconde cette traction par une pression exercée sur la partie supérieure de la tête à travers les parois abdominales. De cette façon, la tête glisse d'ordinaire rapidement vers les parties inférieures du bassin (à moins qu'il n'existe une proportion trop considérable entre le pelvis et la partie fœtale), et on achève de la dégager en élevant à ce moment, par un mou-

---

(1) KIWISCH. — Beitræge zur Geburtskunde.— Würsburg. 1846.

vement rapide, le tronc tenu abaissé jusque-là, et en rapprochant le dos du ventre de la mère, tout en continuant à
tirer. Dans la majorité des cas, la tête se trouve déjà dans
le bassin après le dégagement des bras, de sorte que nous
exerçons immédiatement une traction, dirigée de bas en
haut, sur le tronc fortement élevé, en faisant surveiller le
périnée par un aide. Si la descente de la tête se fait atten-
dre, et si on reconnait qu'il faudrait, pour l'opérer, exercer
un effort excessif, on renonce à de pareilles tentatives et on
se hâte d'appliquer le forceps..... » Telle est la manœuvre,
dite de Prague. Ce qui en constitue le point important, original, sont les grands mouvements de tractions oscillantes
de haut en bas, *et vice versa*. L'importance de la méthode
résulte bien moins du mode de préhension, ainsi que semblent le dire certains auteurs, Schrœder entre autres, que
du sens imprimé aux tractions par les mouvements en arc de
cercle. Ces grandes tractions oscillantes appliquées sur le
tronc du fœtus constituent le fond même de la manœuvre,
et, ainsi comprise, elle a dû être employée bien souvent par
les anciens accoucheurs inconsciemment et sans nom spécial ; c'est ainsi que nos renseignements personnels nous la
montrent en usage à la Maternité de Lyon depuis un temps
immémorial.

Ces restrictions, faites sur le nom même du procédé, exa-
minons-en la valeur, spécialement au point de vue de la
descente. Dans le procédé ordinaire d'extraction manuelle
de la tête venant dernière, dit manœuvre de Smellie ou de
Veit, la traction se fait sur la tête même. Deux doigts sont
introduits jusque dans la bouche du fœtus sur le rebord
alvéolaire, l'enfant reposant à cheval sur le bras correspondant ; deux doigts de l'autre main appuient sur l'occiput.
Cette manœuvre a l'avantage d'empêcher l'éloignement du

menton du sternum, de maintenir **la flexion** céphalique pendant la traction, condition certainement avantageuse, imparfaitement réalisée dans la manœuvre de Prague, et cependant cette dernière est d'une façon générale préférable, puisque nous la trouvons recommandée par tous les auteurs, au cas où le procédé de Smellie resterait sans effet. Quelle est donc la cause de la supériorité de la manœuvre de Prague ?

Deux faits lui assignent sa prééminence. C'est d'abord l'emploi d'une force plus considérable, s'exerçant en bloc sur toute la présentation, force transmise en entier par la colonne cervicale ; dans la méthode de Smellie, elle est au contraire disséminée, répartie en plusieurs points. Les objections contre l'emploi inconsidéré d'un effort trop violent mises à part, c'est donc là un avantage réel. Mais un second point favorable réside dans les grandes tractions oscillantes, lesquelles sont forcément limitées, si on les emploie avec la manœuvre ordinaire. Grâce à la longueur du cou, le corps de l'enfant peut en toute facilité être porté fortement en haut ou fortement en bas ; ces oscillations à grande amplitude corrigent le long de la descente les inclinaisons céphaliques. Tant que la tête restera élevée, le maximum de la traction devra s'exercer au niveau de la commissure postérieure pour agir le plus possible dans l'axe du détroit supérieur et, par instants, on relèvera le fœtus de bas en haut pour le ramener bientôt à sa position primitive : la comparaison d'un bouchon extrait d'un goulot de bouteille plus facilement par des mouvements alternatifs que par un effort direct est toujours vraie. Mais au point de vue théorique, déduit de notre étude sur la descente, c'est en arrière surtout, en avant de la fourchette, que l'on devra établir la plus grande somme de tractions pour se rapprocher de l'axe du détroit. Observons, du reste, que la descente est ici plus courte que dans une présentation du sommet; l'occiput, dégagé le premier en ce dernier cas, se dégage au contraire le dernier dans la présentation podalique. Si dans la présentation du sommet, l'occiput, point le plus bas, doit par suite d'une descente complète, paraître le premier à la vulve sous la symphyse, au contraire dans la présentation du siége, l'occiput, point le plus élevé, reste derrière les pubis et la descente n'a pas besoin de se poursuivre jusque sur le périnée comme dans le premier cas. Aussi, pratiquement, n'est-il pas nécessaire de continuer longtemps les tractions en avant de la fourchette ; c'est surtout aux oscillations qu'il faut avoir recours ; elles seules favorisent la progression de la tête par le redressement alternatif des inclinaisons céphaliques. En somme, la descente proprement dite est ici moins importante que les rotations ; elles seules doivent préoccuper l'accoucheur.

En terminant, disons que si les manœuvres manuelles restent sans résultat, l'on cherchera une force plus considérable en recourant au forceps. Les règles de son application, quant à la direction des tractions, sont semblables à celles de l'application ordinaire, hormis que la descente étant plus courte, il n'est pas nécessaire de conduire la présentation jusque sur le périnée.

APPENDICE

Avant de clore mon travail et démentant son titre même,
je ne puis résister au désir d'étudier la ligne de progression
dans le bassin anormal, en particulier dans le bassin rétréci
au détroit supérieur. L'intérêt de la question sera notre
légitime excuse.

Dans le bassin rétréci au plan abdominal, la descente acquiert une bien moindre importance pratique que l'engagement, et c'est cette première phase du travail qui lui
imprime en partie sa manière d'être. La descente a lieu rapidement et dans une direction indiquée par celle même de
l'engagement. Cette influence du premier temps du travail
ne subsiste pas toutefois pendant toute la période de descente ; le plus souvent elle s'exerce seulement à la partie
supérieure du pelvis, et à mesure de sa descente dans une
excavation relativement normale, la présentation tend à

acquérir une ligne de progression normale aussi ; son centre
de figure descendu en haut du pelvis le long d'une ligne de
progression en rapport avec la forme de l'ellipse d'engagement au détroit supérieur, la transforme peu à peu en une
ligne normale par un trajet spiroïde plus ou moins accentué,
plus ou moins brusque et dont l'analyse est impossible.
Mais quoiqu'il en soit, la descente est rapide, et l'irrégularité de sa direction à sa partie supérieure relève en entier
de l'irrégularité même de l'engagement. Il suffit donc pour
bien l'apprécier d'étudier la première phase de la progression.

Mais avant de voir ce qu'est l'engagement des bassins
rétrécis, nous voulons insister sur un danger de la descente
dans une forme particulière de bassin anormal, le bassin dit
bas ; par suite d'un abaissement de promontoire accompa-
gné ou non de sa projection en avant, la hauteur du pelvis,
cette ligne qui va du conjugué au coccyx diminue en proportion. Il résulte de cette brièveté de hauteur du bassin
que la tête, pour se dégager au bas de la descente, a besoin
d'un effort considérable sur le périnée ; elle repousse fortement le coccyx pour augmenter la hauteur pelvienne en
rapport, avons-nous déjà dit au commencement de notre
thèse, avec une hauteur parallèle de l'espace souspubien ;
mais on voit bien le danger de cette pression puissante, au
point de vue d'une rupture périnéale. alors que le diamètre
bisischiatique semblait faire prévoir un dégagement régulier,
ses dimensions étant normales ou même souvent plus amples
que la moyenne.

Ceci dit, occupons-nous de l'engagement dont nous avons
vu l'influence sur la direction de la ligne de descente en
haut du bassin. Et d'abord, comme on l'a vu pour l'engagement des bassins normaux, au détroit supérieur des bassins

rétrécis il n'y a pas un seul centre de mouvement, un seul point traversé par le centre de figure de la tête et les lignes d'engagement peuvent être différentes.

Si l'on se représente le promontoire fortement saillant en avant et les diamètres obliques et transverses peu ou à peine altérés, l'on découvre, de chaque côté du plan médian antéro-postérieur, une ellipse pouvant respectivement permettre l'engagement. Ce sont en quelque sorte les ellipses normales de Moralès, plus accentuées par la saillie du promontoire qui diminue de beaucoup leur portion interne ou idéale ; elles empiètent donc très-peu l'une sur l'autre, et l'on peut concevoir le passage de la tête localisé presque en entier dans une moitié du détroit supérieur ou un des côtés du bassin droit ou gauche. M. Fochier (1) nomme excellement ce bassin le bassin à deux détroits, et l'engagement que l'on y observe n'est autre que l'engagement dit latéral, extra-médian ou para-central, variété importante d'engagement des bassins rétrécis, échappée à Michaelis et Litzman, décrite pour la première fois par Breisky (2. et qui depuis a été l'objet d'un mémoire complet par le Dr Rapin (3). « Si nous essayons, dit ce dernier, de donner une définition de l'engagement latéral en nous appuyant sur nos observations, nous dirons que c'est un engagement de la tête en flexion à l'entrée du bassin plat et s'opérant par un des côtés du bassin, l'autre restant plus ou moins complètement

---

(1) Fochier. — Note sur l'engagement, spécialement dans les bassins viciés, *in Lyon-Médical*, 1880.

(2) Breisky. — *Vierteljahresschrift für practische Heilkunde.* — Prag., 1869, vol. 1e.

(3) Rapin. — *Bulletin de la Société médicale de la Suisse romande.* — 1874 (nos 3, 4, 5, 6, 7, 8, 9 10).

inutilisée. » Sans m'étendre sur le mécanisme de ce mode
d'engagement, j'observerai seulement que la tête a devant
elle, au détroit supérieur, deux ouvertures, deux voies de
passage; de là le nom expressif de bassin à deux détroits
supérieurs.

Mais, en regard de cette forme de bassin nous avons le
bassin plus fréquent encore à un seul détroit, c'est-à-dire le
bassin où le plus haut plan pelvien est disposé de telle sorte,
que pour une présentation ou une position quelconque il n'y a
qu'une seule voie, une seule ellipse d'engagement. La forme
ordinaire de ces bassins à un seul détroit supérieur est le
bassin plat proprement dit ; les diamètres antéro-postérieurs
sont les plus rétrécis sans que le sacropubien le soit spécialement à un degré très-accusé. Comme l'a le premier ensei-
gné Michaelis, la tête passe transversalement et sans flexion;
la sagittale répond au diamètre transverse, le bipariétal au
conjugué et la grande fontanelle est basse, parce qu'il n'y a
pas de flexion. Si le sacropubien est un peu plus étroit, il
répond non plus au bipariétal mais à un diamètre intermédiaire entre ce dernier et le bitemporal. Quoiqu'il en soit,
e centre de figure de la tête est en rapport plus ou moins
exact avec le centre anatomique du détroit, le milieu du
conjugué. Le rapport de la ligne de progression et de l'axe
anatomique pelvien contenu dans le plan médian antéro-
postérieur, fait normal pour les auteurs, ne s'observe donc
au contraire que dans les bassins anormaux. Cette concordance du centre céphalique et du centre anatomique du détroit existe encore dans les bassins transversalement aplatis, tels que celui dit de Robert; là encore on a un bassin à
un seul détroit supérieur, mais où l'ellipse d'engagement de
transversale devient antéro-postérieure, où la position sera
directe, le centre de figure confondu avec le centre anato-

mique. En résumé, dans le bassin aplati d'avant en arrière
et dans celui aplati transversalement, la ligne de progression
se confond à peu près au détroit supérieur avec l'axe anatomique, à peu près, disons nous, car, nous ne croyons pas
à une concordance parfaite et les deux centres sont seulement assez rapprochés pour être pratiquement décrits
comme occupant le même point.

Mais entre le bassin à un seul détroit transversal et celui
à détroit direct existe une série de formes intermédiaires, les
bassins diagonalement rétrécis, ceux à un seul détroit oblique. Que dans un bassin à deux détroits supérieurs le promontoire se projette à la fois en avant et en dehors vers une
cavité cotyloïde, suivant le degré de cette déviation latérale,
une des moitiés du détroit anatomique sera obstruée et, si
l'obstacle est considérable, annihilée complètement. L'on
obtiendra alors le bassin à un seul détroit oblique, en sorte
que d'une façon générale les bassins aplatis diagonalement
peuvent en théorie être envisagés comme la forme de passage du bassin à deux détroits au bassin à un seul détroit.
Ce détroit oblique offre une seule ellipse d'engagement qui
est une de celles des bassins normaux ; on peut dire encore
qu'elle représente une des ellipses agrandie du bassin à
deux détroits, mais en ce dernier cas le travail est bien
différent : la flexion considérable de l'engagement extra-
médian disparaît dans l'engagement du détroit oblique, la
déviation du promontoire élargissant le passage et diminuant les résistances.

Si maintenant nous jetons un coup d'œil en arrière, nous
voyons que nous avons choisi les transformations morphologiques du détroit supérieur comme guides d'une classification des bassins rétrécis ; cette division acquiert en pratique une valeur bien supérieure à celles fondées soit sur les

causes du rétrécissement, soit sur la longueur d'un diamètre choisi a priori, le conjugué. Peu importe en effet que
l'angustie pelvienne, que la modification imprimée à la
forme du détroit relève du rachitisme, de l'ostéomalacie,
d'une synostose sacro-iliaque ou simplement d'une asymétrie ; le point nécessaire à l'accoucheur, ce sont des renseignements exacts sur la forme du détroit de la parturiente.
D'autre part, évaluer la longueur du sacropubien constitue
un élément d'investigation que l'on s'est habitué, bien à
tort, à considérer comme suffisant. La recherche des dimensions du conjugué est une partie limitée de l'enquête obstétricale ; et, quand l'accoucheur pratique un toucher, il doit
non-seulement s'asssurer des dimensions sacropubiennes,
mais encore, et surtout, se renseigner sur la forme générale du détroit supérieur. Le détroit est-il normal ? Offre-t-
il à la présentation deux voies de passage ou une seule ? et,
en ce dernier cas est-elle transversale, oblique ou directe ?
pour répondre à ces desiderata la connaissance du conjugué est un élément insuffisant. Telles sont les raisons qui
nous font préférer la division des bassins rétrécis en bassins
à deux détroits et bassins à un seul détroit transversal,
oblique ou direct.

Ainsi établie, notre classification des bassins rétrécis nous
donne plus qu'un bénéfice théorique. En face d'un rétrécissement pelvien, l'accoucheur a une détermination à choisir.
Attendra-t-il ? Interviendra-t-il ? et par quel mode ? Sa conduite variera suivant les cas ; mais elle doit être dictée par
la connaissance approfondie de la forme du détroit, abstraction faite des influences secondaires, telles que inertie utérine, mort de l'enfant, etc. Les dimensions du conjugué ne
sont pas un guide invariable ; l'accoucheur ne doit pas dé-
cider sur ces seuls renseignements, mais sur l'état du dé-

troit tout entier, son asymétrie ou sa symétrie, l'existence d'une voie de passage plus large d'un côté que de l'autre, etc. Un fait bien connu nous servira d'exemple : Dans le bassin oblique ovalaire, la longueur du conjugué est un renseignement négatif, puisqu'il est normal ou presque normal. L'on cherche à connaître dans quel sens est disposée l'ellipse non altérée, pouvant seule permettre l'accouchement et surtout comment se présente la tête par rapport à cette ellipse ; si l'occiput répond à sa partie supérieure, c'est-à-dire à la région rétrécie par la synostose, on fait la version pour le ramener à la région inférieure plus large ; mais, c'est la forme même du détroit qui a commandé la manœuvre. En somme, la recherche de la longueur du conjugué est pour apprécier la forme du détroit un élément important, elle nous apprend si le promontoire est saillant, dévié à gauche ou à droite, ou normal ; mais, elle doit être complétée par l'étude attentive du reste du détroit, trop souvent négligée.

Décrire les manœuvres à ce nécessaires, ne doit pas m'occuper ici ; on le trouvera facilement dans tous les traités classiques. J'ai seulement eu en vue de montrer la nécessité de s'attacher à reconnaître la forme du détroit, et notre division des bassins rétrécis vise un but pratique sur lequel nous croyons nous être assez étendu pour terminer ici notre travail.

CONCLUSIONS

Les opinions que nous avons soutenues sur la descente dans le cours de notre thèse, peuvent se résumer en quelques formules courtes et précises. Nous ne voulons du reste rappeler que les faits généraux.

Au point de vue anatomique, le bassin est une cavité généralement cylindrique, oblique en arrière, dont le coccyx est le fond, dont la vulve est une ouverture sur la paroi antérieure. Son axe, ou hauteur pelvienne, contenu dans le plan médian antéro-postérieur va du milieu du conjugué au coccyx; c'est un axe droit.

Le fœtus traversant ce cylindre donne naissance, par la marche de son centre de figure, à une ligne de progression subdivisée en ligne d'engagement, de descente et de dégagement. La ligne de descente ou axe pratique, ligne directrice, etc., est rectiligne, comme l'axe anatomique du pelvis.

Mais elle ne se confond pas avec cet axe ; elle n'est pas contenue pour une position quelconque dans le plan médian antéro-postérieur ; elle varie au contraire suivant la position ou même la variété de position.

Il n'y a donc pas unité d'axe pratique, mais pluralité, parce que cette ligne dépend non de la forme du bassin, mais de la situation de la présentation dans telle ou telle partie du pelvis, alors qu'elle laisse forcément à côté d'elle des espaces vides inutiles au point de vue dynamique.

Pour l'accoucheur, le pelvis normal doit être théoriquement envisagé comme l'union de deux cylindres à section elliptique, réunis par leur partie antérieure, et empiétant de plus en plus l'un sur l'autre à mesure qu'on les considère plus bas. Ils sont divisés au fond du bassin par un coude assez brusque en deux portions, l'une verticale qui correspond à l'engagement et à la descente, l'autre horizontale qui est celle de dégagement. Ce sont les cylindres d'évolution normale du fœtus, et la tête s'engage respectivement dans chacun d'eux suivant l'obliquité de Solayrès. Leurs axes, ou lignes de progression, réunis au plan vulvaire divergent de plus en plus à leur partie supérieure ; la marche du fœtus a donc lieu normalement suivant des lignes latérales tout à fait distinctes de l'axe pelvien anatomique. La descente est directe, et le dégagement lui est presque perpendiculaire. Enfin la rotation sur l'axe vertical est le début d'une tendance constante des lignes de progression à s'entre-croiser.

La descente directe a pour conséquence de conduire la présentation sur les parties postérieures du périnée, fait avantageux pour l'allongement du diamètre sincipitomentonnier, et la transformation de la ligne de descente en ligne presque perpendiculaire de dégagement.

Dans les applications de forceps, c'est donc là une manœu-

vre qui demande à être exécutée le mieux que possible. Les
tractions manuelles seront dirigées de telle sorte que leur
résultante soit parallèle à l'axe prolongé du détroit supérieur ; mieux vaut cependant chercher à obtenir une courbe
à long rayon. Si l'on emploie les tractions par les lacs, le
même principe sera réalisé avec l'attache à l'entablure ;
mais l'attache au centre de figure présente des avantages
si marqués au point de vue de la liberté des rotations,
qu'elle doit être pratiquement préférée, à condition d'exercer la traction le plus en arrière possible.

Enfin, la classification des bassins anormaux en bassins à
deux détroits et bassins à un seul détroit transversal, oblique ou direct, offre des avantages pratiques assez importants
pour nous l'avoir faite proposer.

TABLE DES MATIÉRES

Lyon. — Imprimerie H. ALBERT, quai de la Guillotière, 6.